沙盘游戏本土化研究与应用丛书

团体沙盘游戏新世界

董琳琳◎著

U0264153

NEW

WORLD OF

GROUP

SANDPLAY

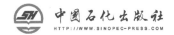

中国石化出版社
HTTP://WWW.SINOPEC-PRESS.COM

图书在版编目（CIP）数据

团体沙盘游戏新世界／董琳琳著．
-- 北京：中国石化出版社，2019.3（2025.4 重印）
ISBN 978 - 7 - 5114 - 5226 - 9

Ⅰ．①团… Ⅱ．①董… Ⅲ．①精神疗法 Ⅳ.
①R749. 055

中国版本图书馆 CIP 数据核字（2019）第 033507 号

中国石化出版社出版发行
地址：北京市朝阳区吉市口路 9 号
邮编：100022　电话：(010)59964500
发行部电话：(010)59964526
http://www.sinopec-press.com
E-mail：press@ sinopec.com
北京富泰印刷有限责任公司印刷
全国各地新华书店经销
*
710×1000 毫米　16 开本　16.75 印张　253 千字
2019 年 4 月第 1 版　2025 年 4 月第 4 次印刷
定价：48.00 元

前言

早期沙盘游戏技术的主要应用方向是个体心理治疗，诞生三十多年后，应用于人际关系、团队合作与训练的团体沙盘游戏模式逐步出现。

团体沙盘游戏技术融合了沙盘游戏技术和团体心理技术两大主支，兼收人本主义理论、认知与社会学习、行为训练、投射理论、文化历史理论等，通过模拟社会，反馈与关联社会生活。在每套团体沙盘游戏活动运行的过程中，参与者收获到人际关系信息，适度内归因并主动做出调整，最终在"尽可能贴合自身人格特征地适应社会"与"适度改造社会"间求得平衡，并通过后续团体沙盘游戏活动往返于心理学世界和现实世界之间。

随着家庭应用、教育推广、EAP 培训等领域新需求的出现，国内许多心理工作者开始尝试拓宽团体沙盘游戏的应用领域。本书以探索多样化为初心，尝试了从程序式团体沙盘游戏到主题式团体沙盘游戏的各类操作模式，实施环节涵盖团体破冰与热身、团体活动和成长总结等。

团体心理活动的核心在于通过适当形式促发互动、思考及讨论交流，尽力将收获应用于生活中并反馈回团体活动。团体沙盘游戏活动的外在形式与游戏规则需服务于"团体互动、团体感悟和导入生活"。

团体沙盘游戏较温和且间接，在系列团体活动中推荐采用兼顾开展团体沙盘游戏和普通团体活动的模式。我们既要丰富团体沙盘游戏的形式，又要合理使用团体沙盘游戏，这也是对团体参与者的尊重。

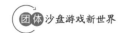

团体沙盘游戏诸多形式的总要义是"生活中有多少典型场景，团体沙盘游戏就有多少典型模式"，所以，请读者对本书中不当之处予以批评指正，对不尽详细或创新不充分之处进行努力扩展，以便共同创造中国团体沙盘游戏本土化应用的新天地。

本书中将常见的"团体心理咨询师（或治疗师）""负责人""领导者"等统称为"带领者"，但并不代表提倡武断地带领团体前进，而是如K.罗伊·麦肯齐那样，坚持"跟随，而不是带领这个团体"，主张"有掌控的不作为"，推动成长性事件、面对破坏性事件。

此书面世，要感谢杨青青、李尊利等诸位同行在创意拓展、文稿修订方面给予的帮助。

目录

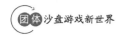

第三章
程序式团体沙盘游戏

第一章

▼

团体沙盘游戏本土化特点

第一节
团体活动基础

━━━━━━━━━━━━━━━━━━━━━━━━━━━━━━━━━

卡尔夫的沙盘游戏疗法创立和推广了个体沙盘游戏，后期研究者在继续拓展技术空间的同时，也改变了沙盘游戏疗法的某些关注点及技术准则。人际关系与无意识投射间的紧密关系使沙盘应用产生了新的领域，更加意识化、社会团体化的团体沙盘游戏疗法由此诞生。作为一种新的形式，突出模拟现实、浓缩社会、群体参与、人际互动、规则干预、团体包容和接近意识化，淡化分析心理学、象征与解析，使得沙盘游戏更加生活化、通俗化和工具化，从而在社交活动、教育教学、情商训练、婚恋交友及非单体调整等领域开辟了新的途径。

1. 团体活动要素

在各团体活动要素中，首先要求全体成员认同一个明确的目标，如以"心理成长""做好青春期孩子的母亲"等为目标。

其次，团队带领者及其他成员需称职，爱、体察、责任是带领者和成员都应具备的基本要素。团体内部之间，只有面对不同（亚）文化、行为习惯、讲话方式的成员时保持接纳心态，方可体察每一个成员的情绪及身体表达，从而在模拟现实的团体活动中促进团队前行。例如在某团体沙盘游戏中，一位成员很强势彪悍，而另一位成员惹人怜悯，那么有意识地反感前者、刻意袒护后者，甚至带领者联合其他成员指责前者的沙具丑陋，这都是带领者与成员的失误。类似的错误做法还有带领者和成员以拯救者心态代办某个成员的事务，等等。带领者和其他成员称职是团体活动中的核心要素。

第三，全体成员需积极参与、坦露内心。团体沙盘游戏借助沙盘游戏的间接性，在技术层面有利于初步解决成员的防御。较少的防御意味着较多的真实，但带领者不能因沙盘游戏技术表达的真实性高，而不注意对成员参与度的催化。带领者就如何开放地参与活动进行示范，以及成员对沙盘游戏的信任，均是促进成员积极参与的手段。

第四，团体活动需要方式适当，灵活变化。沙盘游戏技术、团体游戏、晤谈发言、户外与户内形式等都可以引入团体沙盘游戏。

实现以上四要素之后，团体活动要坚持"团体心理活动的核心在于通过适当形式促发互动、思考及讨论交流，尽力将收获应用于生活并反馈回团体活动"的理念，即以"团体沙盘游戏活动的形式必需服务于团体互动"为原则，结合本书的理论要点和操作模式，进而实现团体沙盘游戏中国本土化研究及创新应用。

2. 单次团体活动程序

单次团体活动由热身活动、操作活动、心理感悟讨论及交流、结束活动四部分构成。

整个团体活动中，操作活动阶段因团体沙盘游戏设计思路不同而各有特色，而心理感悟讨论及交流阶段是团体活动的点睛之笔。操作活动模式设计必需为心理讨论及交流阶段创造充分条件，缺少形式多样的操作活动会导致团体沙盘游戏平淡，而仅操作活动、缺少心理感悟讨论及交流的团体活动是失去中心的失败活动。由于过多地讨论沙具、作品将导致对生活延伸的感悟减少，因此，为避免讨论内容过多地回到沙盘游戏中，建议带领者在必要时可以先拆除作品或移走沙盘，然后再开展讨论。

团体沙盘游戏的程序具有丰富、易变、灵活等特点，完全不同于个体沙盘游戏相对固定的程序。因此，学习团体沙盘游戏时将会出现一种团体模式对应一套独立程序的现象，各种模式间的参考性不大，并且在某一团体模式下还存在很多程序变形，因此，团体活动需要根据现场情况灵活变通。

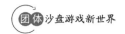

活动形式虽灵活多变，但其核心是更好地引发成员感悟、交流、相互学习，并投入更多精力来促进成员尝试将收获应用于生活中，然后反馈回团体活动。此外，参与者只有在参加连续性团体活动后才能达成较完备的成长。

单次团体活动中禁忌单纯地为活动形式而设计内容，且应以成长感悟、尝试执行作为点睛之笔。方案设计后需请示督导师，必要时应在活动后进行再次督导，对原方案进行修订，从而兑现"为团体服务"的核心理念。

3. 整套团体活动程序

经典理论观点中，将连续性团体沙盘游戏活动按照发展阶段分为形成期、风暴期、规范期、执行期和终止期。整套发展程序大约用时 2～4 个月，主要流程为：成员入组—最初接触认识—团体活动中试探性观察—与他人试探性接触或碰撞—明显冲突—经带领者示范、成员共同学习而展开内省（思考增多，成员的团体内行为开始出现，形式温和且善于感知他人）—新型人际、认知、行为模式逐步建立并带回各自的实际生活中—从实际生活中反馈—团体亲密感、合作感增强—预告结束—处理团体分离反应—团体结束—追踪随访。

参与者的核心成长内容源自于整套团体活动，带领者应在团体组建时清晰告知，活动开始时适度示范，运作过程中适时鼓励，结束后善于总结并延伸至生活中。

第二节
团体沙盘游戏物理环境本土化

　　团体沙盘游戏活动空间通常不低于 $15m^2$，其上限根据实际人数而定，其对沙具的需求度较高，不同活动模式的需求有所不同；沙盘数量需视具体情况而定，部分活动中可以将沙盘简化为方桌；对沙子的需求度较低，甚至可以不使用沙子。

　　关于团体沙盘游戏活动中沙盘的规格，目前还存在较大争议。有观点认为，从模拟现实的角度考虑，没必要突破太多的"沙盘规则"，建议继续使用传统版 $72cm \times 57cm \times 7cm$ 的标准沙盘。这样虽然会导致参与人数弹性较小，但能够较好地重现现实。另有观点认为加大沙盘规格后能够容纳更多成员参与活动（如一个班级的全部同学），因此在实际应用中可以见到稍大于传统沙盘的团体大沙盘。至于边长达到 $2 \sim 3m$ 的超大型沙盘，其将难以实现社会缩影，带领者的注意力无法通览整个团体沙盘游戏的运作，因而会导致参与者失去关注焦点。几乎类似于地面沙池的过大的沙盘会使团体沙盘游戏失去对照研究、团体规则等意义，实质上是对团体活动的曲解。实际使用时，可将此类超大沙盘隔离为数个区域，从而在某些情况下起到各小组近距离竞赛、使氛围更加热烈的效果。总之，在团体沙盘游戏中拆分超大团体比使用超大沙盘更符合心理学原则。

　　本书中所描述的团体活动及其中涉及的沙具数量、时间限定、人均配额等均是以传统标准沙盘为参照的，如读者使用的为非标准沙盘，则需自行探索更为适用的规则。

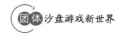

团体沙盘游戏时间以 1.5 小时左右为比较适合，时间过短则不易展现人际互动，过长则会因参与者精力消耗过多而使效果减弱。团体沙盘游戏以 1~2 周活动一次为宜，创伤性团体活动初期可适当调整至每周 1~2 次。

第三节
团体沙盘游戏带领者素养本土化

带领者的心理学理论与技能等基本素养是影响团体沙盘游戏效果的一个重要因素。团体沙盘游戏应用的本质是以沙盘游戏为媒介，以团体活动技术为指导。在重要性方面，工具化了的沙盘游戏需让位于团体运行过程。因此，带领者的首要任务是学习、掌握团体活动技术，从而驾驭灵活的外在形式。

带领者还需熟知国人对心理辅导活动的参与心态。目前，参与心理辅导的人群中，渴望快速解决问题者不在少数，因此，如何尊重团体沙盘游戏的运行规律，以及如何在尊重心理学原则的前提下与参与者良好沟通是带领者基本素养训练的另一个重点。同时，如何在尊重复杂的人际关系的同时，同参与者保持相互独立，这也是带领者会遇到的现实困惑，针对这一问题，本书将在后续章节予以分析。

此外，带领者还需善于开拓团体沙盘游戏的应用形式，对接心理学初始发展的中国市场，使专业化的技术走向家庭和学校。为此，掌握家庭治疗、学校心理学需求的特点也成为带领者应具备的重要素养之一。

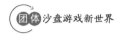

第四节
团体沙盘游戏程序本土化

1. 团体沙盘游戏建立期

正式活动之前的准备工作包括：澄清误解，消除参与者的不合理期望，通过参加团体沙盘游戏体验沙龙、介绍团体沙盘游戏或阅读有关资料等，使参与者消除诸如短期内见效、"随便玩耍"等不适宜预期；带领者依据以往团体经验预测此次活动可能遇到的问题与挑战，做好规则商榷，以及应对突发情况的预案；适度调整目标预期时注意不能过度压低参与者的积极预期，从而使参与者能够以客观心态参与到活动之中。

以上工作的推荐处置方式是带领参与者参加团体沙盘游戏沙龙或预演团体沙盘游戏活动，使其在沙龙中初步感知团体活动，然后体验一次预演式团体沙盘游戏，从而有助于参与者理解团体活动的内容。

沙盘游戏团体建立期的工作内容如下：

（1）成员招募。通过线上、线下多种渠道发布活动信息。然后，与拟参与者逐一面谈以掌握其人格、动机与目的、问题类型等基本信息。

（2）成员筛选。通过面谈及筛选性心理测验，排除严重人格障碍患者等不适宜的参与对象，让成员先行完成包含原因、预期等在内的书面评估报告，经双方讨论后签署团体契约。

（3）成员辅导。①带领参与者阅读团体咨询、团体沙盘游戏相关资料，或观看团体沙盘游戏视频。②筛选时面谈的建议：重点晤谈围绕"核心是成员互动，目标是成长，达成途径是尝试生活改变"开展；鼓励成员积极参与，勇于自我暴露，主动给予和接受反馈，表达真实感受；强调团体是模拟社会,是人际修正的试验场,鼓励成员勇于尝试;调整成员的客观期望值。③举行团体沙盘游戏沙龙或者预演团体沙盘游戏。

1) 团体计划书

团体计划书适用于申报项目支持、展示团体活动等,是整个团体活动的总概要。团体计划书应在团体心理理论指导下制订并邀请成员参与修订,保持总方案稳定、活动细节灵活的特点。下文是一例以中年转换期调适为目的的团体沙盘游戏活动,藉以简介团体沙盘游戏计划书。

中年心灵超越团体沙盘游戏活动计划书

为促进中年转换期心理、生活、工作等的健康、平稳发展,调适理想、价值观、感情与生活现实、工作变革等方面产生的压力或困惑,现依据团体活动原理开展一轮中年心灵超越团体沙盘游戏活动,制定计划书如下:

第一项:团体目标。

(1) 协助成员深入认识和超越自己,促进自我成长。

(2) 协助成员探索家庭、感情、理想、工作等的调适之路。

第二项:团体性质为发展性结构式团体。

第三项:团体设置。

(1) 参与对象及招募方式:年龄为36~45岁,性别、职业、文化程度不限,6~8人。招募方式为通过社交网络招募。

(2) 活动地点及时间:地点为×××,共10次,每周1次,一次1.5小时。

(3) 活动方式:以团体沙盘游戏为主,配合以普通互动式团体活动、团体心理游戏、团体讨论与分享、体验作业及感悟等。

(4) 费用:10次费用共计×××元。

(5) 主办方联系方式:×××(地点、联系人、电话、网络报名方式等)。

第四项:带领者及其助理简介。

第五项:团体活动要求。

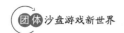

（1）遵守团体契约，遵守保密原则。

（2）积极参与团体沙盘游戏，坦诚开放、努力尝试、尊重成员。

第六项：团体沙盘游戏效果反馈与评估，包括团体活动反馈表和常规心理测验。

第七项：团体沙盘游戏总体安排（表1-1-1）。

表1-1-1　团体沙盘游戏总体安排

活动项目	时间	单次活动目标	单次活动内容	场地与材料	备注
团体前活动	××月××日	团体筛选后进行成员介绍，熟悉沙盘游戏及团体活动	团体晤谈及测试，完成初筛； 团体心理游戏帮助成员相识； 建立团体契约； 自由熟悉沙盘游戏物理设施； 推荐开展"姓名串烧"等活动	团体活动室；沙盘游戏设施；相关纸质材料	
首次活动	××月××日	明确团体目标，初建团体互动	开展"我为你负责"团体沙盘游戏； 开展团体讨论	团体活动室；沙盘游戏设施	
第二次活动	××月××日	催化团体互动，促发成员交流	多人双面向团体沙盘游戏第一次	团体活动室；沙盘游戏设施	
第三次活动	××月××日	催化团体互动，讨论超越功能	多人双面向团体沙盘游戏第二次	团体活动室；沙盘游戏设施	
第四次活动	××月××日	反馈团体活动，感悟家庭	开展"我的家庭面面观"团体沙盘游戏； 团体讨论	多个沙盘，保证每人一个或两人共用一个	
第五次活动	××月××日	催化团体互动，促发成员交流	多人双面向团体沙盘游戏第三次	团体活动室；沙盘游戏设施	
第六次活动	××月××日	催化团体互动	开展"人际九宫格"团体沙盘游戏	团体活动室，沙盘游戏设施	

续表

活动项目	时间	单次活动目标	单次活动内容	场地与材料	备注
第七次活动	××月××日	反馈团体活动；讨论理想及达成方式	开展"我的梦想"团体沙盘游戏；团体讨论	多个沙盘，保证每人一个或两人共用一个	
第八次活动	××月××日	反馈团体活动；总结及展望工作	整合团队团体沙盘游戏；团体讨论；讨论生活尝试	多个沙盘，保证每人一个或两人共用一个	
第九次活动	××月××日	开展团体沙盘游戏；探讨转化与超越等自性功能；讨论在生活中的尝试；预告结束	多人双面向团体沙盘游戏第四次；讨论生活尝试；预告结束	团体活动室，沙盘游戏设施	
结束活动	××月××日	总结团体成长；讨论在生活中的尝试；结束团体	开展"我的成长"团体沙盘游戏；讨论生活尝试；总结团体成长	多个沙盘，保证每人一个或两人共用一个	

2）团体招募

推荐使用线上、线下相结合的形式进行招募，招募书中简要介绍团体活动的目的、活动形式、活动地点、活动细则、适用人群、带领人、招募人数、活动时间、费用、报名方式、报名时间，以及特殊要求（文化程度、性别比例、是否是患病群体）等。

通过各类咨询与督导的经验可知，在目前国内团体心理活动尚不完全成熟的背景下，需特别关注一个细节：理论上，团体组建是由带领者先发出招募信息，然后组建团体，而现实中有部分心理学学员既想学习团体心理咨询技术，又想在活动中成长自己，于是会自发组建一个初期团体小组，然后找带领者对接（部分带领者不会拒绝此类对接）、开展团体活动。此番操作中，当初的召集人会身兼"学习者""成长者"和"准招募者"的数重身份。

团体活动开始后，部分成员可能会对团体活动成效产生异议。通过正

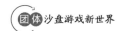

规程序形成的团体中，此类异议或意见会针对团体、带领者呈现并得到处理；而在带有先天缺陷的团体中，这些异议或意见会针对那些"初期发起者"进行展现，进而导致亚团体出现的概率大为增加。例如，一位参加团体活动的来访者曾倾诉道："当初我是想为大家服务才召集他们来参加活动，现在却招来那么多非议，好在共同发起团体的几位朋友和我站在了一起，我们共同面对另外一些人的指责，现在每一次活动时两派间冲突很大。"寥寥数语便道出了此类非正规团体的众多弊端，尤其是"亚团体"的问题。

由此可见，正规化的团体招募是首选。

3）成员筛选与分质

筛选性面谈、心理测验中需重点关注成员的人格特点、是否合适参与心理团体、有无严重人格障碍、有无干扰性大的心理疾患等，这也是保障团体沙盘游戏有效、安全运行的重要因素。此外，性别（某些团体）、文化背景、参与预期、既往团体活动经验等同样需要考虑。

关于团体成员的选择标准，威廉 E. 派泊和玛丽·麦卡勒姆列举了以下条目：①至少具备最低水平的人际交往技能；②具有参与治疗的动机；③对于从治疗中获益有积极期待；④当前有心理上不舒适的感觉；⑤有人际交往问题；⑥承诺改变人际行为；⑦易受到团体影响（中等程度的迎合—依赖特质）；⑧愿意帮助他人。他们认为的排除标准为：该成员通常是被看成偏离常态的；无法和团体有共同目标；不能参与到团体所必需的人际交往过程中。

4）协议书

协议书以保证团体活动有效、安全运行为目的，协议书分为团体成员协议书、带领者协议书、团体助理等工作人员协议书三大类。协议书达成之后可公布在团体活动室（具体内容参见附录）。

团体成员协议书可事先拟出通用部分（如遵守保密约定、准时参加活动等），空出 2～3 项留给成员讨论后调整或添加内容。

5）试团体

团体成员筛选时，进行一次尝试性团体活动是筛选手段，也是使成员熟悉团体活动的一种推荐策略。通过试团体，可以使参与者认识团体协议，熟悉沙盘游戏物理构成，初步合作完成沙盘游戏活动等，其程序可以简化，时长大约 0.5 ~ 1 小时。

6）沙盘游戏预热

适度预热是团体活动的一个特色。"优点点赞""记忆风暴"等预热环节可以单独进行，也可以与沙盘游戏结合形成主题式团体沙盘游戏。在预热期带领参与者多体验沙盘的物理构成，再重点鼓励他们在后续的团体沙盘游戏中充分互动并将收获应用到生活中。普通预热过程中需保证参与者的分组随机性、坦露真诚性、表达方式安全性等基本要求，即做到规则标准化、方式灵活化。

2. 团体沙盘游戏形成期

工作内容：全体成员共同建立团体规范和文化，需准时参与、勇于坦露、互相接纳、共同面对，感受沙盘游戏的间接性及其温和的承载力；团体成员需践行保密规定，创造呈现人际关系及其无意识背景的安全氛围；全体成员应关注内部互动，树立起"以团体利益为首位"的团体理念，共同面对亚团体现象的利与弊。

工作技巧：①全体成员此时此地需无条件属于团体；②带领者的权力是保护每一位成员的归属感；③应认真聆听每一个成员的表达；④全体成员不在任何情况下伪装；⑤应明晰参与目的：接触－觉察－分享－变化；⑥尝试使每一位成员感受清楚、真实；⑦真诚表现自己的情感，不攻击、不伤害他人。

1）团体暴露

团体收获与团体暴露呈倒"U"形关系。创建团体内安全和接纳的氛围，鼓励团体现场暴露，妥善处理攻击性先兆，不进行团体外暴露（如在社交网络上延续对已结束现场的讨论），鼓励但不硬性推进心理暴露，必要时进行个体督导，等等，是促进团体暴露有效进行的重要策略。

2）亚团体与国人人际交往

亚团体是指原团体内部因关系熟悉、保护弱者、抵抗强者、兴趣相投

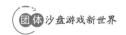

等而形成的，半独立于整体团体活动之外的小团体。例如两位均参加过前期某一沙盘游戏的成员组成的小团体，几个人因性格类似而聚拢相伴，为了照顾某位弱势成员或是抵抗某位强势成员而出现的小型联盟，两位成员发展出异常亲密的关系，等等。

一旦形成亚团体，他们将自建出相对独立于原团体的规则、文化、运行模式，可能导致原团体分裂甚至解体。亚团体是无法避免的，同时，其也具有利弊参半的特点。带领者必需运用正确的团体技术处理好亚团体问题，如鼓励亚团体成员将局部亲密关系扩大至原团体，增加原团体的吸引力，等等。带领者拥有必要时为维护团体整体利益而调整团体成员资格的权力，全体成员必需意识到"没有任何事情比团体成员间的相互关系更重要"。

团体外社交是指亚团体成员在团体活动之外单独相约等行为，这可能会对原团体关系造成严重的破坏性影响。带领者可以通过团体契约约束、及早处理先兆、增加原团体凝聚力、约见团体外社交参与者进行单独辅导等方式处理团体外社交，甚至不排除为维护团体整体利益而调整团体成员的资格。

欧文·亚隆提供了针对团体外社交的处理原则：①只要不放弃原团体的整体目标，团体外接触可能存在益处；②亚团体形式本身不会破坏原团体，弥漫在亚团体内部的"共谋的沉默"才会真正破坏原团体；③带领者要鼓励公开讨论和分析团体外的所有接触，以及在团体内的联盟关系；④维护团体成员的整体利益应被置于首位。

对于亚团体通用应对策略包括：①进行适宜性的成员筛选，在团体最初阶段排除严重的偏执型、分裂样、依赖型、边缘型人格障碍等不适宜参与一般团体活动的人群；②讨论制定团体契约并相互监督执行。

结合国人交际文化的特点，对于团体活动前后的茶歇和聊天环节、关系人传播团体消息及推荐成员参与行为、"熟人"结伴参加现象等均应予以特别关注。

团体活动前后的茶歇和聊天环节本属普通人际交往，但在团体活动现场却可能会使部分成员产生"那几个人是不是一伙的""我不属于他们的队伍"等感受，所以要求参与者准时到达而非提前过久到达，且在结束后及时解散，是避免误解产生的有效办法。沙盘游戏团体现场的后期处理应交由团体助理进行，不能交给所谓的"积极队员"处理。

招募人员时会出现关系人传播及推荐成员参与的现象，这是目前中国心理学发展的阶段性表现，因此，带领者更需要通过"鼓励传播，通过契约限制团体内亚交往，随机分组，个人督导与教育，引导成员参与整体团体活动，鼓励成员面对全体成员进行表达"等方式进行处理。随着中国心理学的发展，通过正规程序进行招募是亚团体的根本解决之途。

如何定义"熟人"结伴参加中的"熟人"，是一个十分模糊的议题，不可因担心形成亚团体而一概而论。从一般团体内合作关系，到夫妻共同参与一个团体时夫妻关系依旧存在，这些均属于通常意义上的"熟人"概念范畴。保证团体程序标准化，提高带领者的能力，善于处理现场暴露与交流，做好个体督导，发挥带领者维护团体利益的权力等，是应对这一现象的有效途径。

社交网络联系是现时代特点，把握好使用过程的注意事项后将有利于团体活动的开展。如需善于使用微信群的通知、联络、提交后期作业等功能，且由带领者特别声明"不在微信群内随意延续现场问题的团体讨论"（特别是团体活动中后期），以及契约中注明不建亚微信群，等等。

3）团体评估与反馈

团体活动评估包括成员评估、带领者评估等，分布于团体活动开始前、进行中、结束前和结束后，内容涉及团体计划、团体过程和团体效果。引入团体观察员评估、团体成员外围人员评估（即针对成员的社会他评）会使团体评估更为完善。

林孟平于2001年提出的团体领导者个人评核量表如表1-1-2所示（笔者结合团体沙盘游戏实际，对表格设计、个别项目、项目注解、评分分值进行了局部修订）。

15

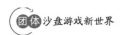

表1-1-2 团体领导者个人评核量表（据林孟平，有修改）

团体活动名称：＿＿＿＿＿＿＿＿＿＿　　　次数：＿＿＿＿　　　日期：＿＿＿＿

编号	项 目	评分				
		很高5	高4	中3	低2	很低1
1	接纳：接纳成员优缺点、独特之处，中立性地视成员为有价值个体，不批评					
2	尊重：尊重、信任每一位成员。关注、重视、温暖、信任的态度能够保障成员安全、自由地表达自己，与他人互动					
3	同感：对成员感受与体验产生同感并准确表达给对方，使成员清晰感知所感受和处境					
4	真诚：真实、完整、自然地在言行、态度方面表达自己，与成员坦诚而无伪互动，言行协调、表里如一					
5	简洁、具体：准确、具体地回应成员、团体的感受或经验，聚焦重点为对方的成长需求					
6	个人分享：态度明朗、方式温和或适宜，坦然、开放地在适当处境及时间内向成员表达自己的即时内心感受					
7	信心：信任自己的个人能力，呈现自信感、安全感					
8	信任：信任成员及团体能力，相信每个人改变、完善、完整人格的潜能，相信小组的成长动力、过程和功能					
9	温暖：亲切、友善、关心的态度令成员有安全感、归属感					
10	面质：在尊重、真诚与共情的基础上，在需要时进行面质，且面质类型和程度的把握同样应恰当、具体					
11	计时：在个人态度、语言表达、对团体干预和协调等方面对时间的估计和掌握均应适当和标准化					
12	灵活具弹性：接纳个性化的事物和看法，灵活和变通地应对多样化处境，有效回应个别成员的独特问题且达成共识					

编号	项 目	评分				
		很高 5	高 4	中 3	低 2	很低 1
13	自然流露：言行自然、从容，交流时不迟缓或欲言又止，认真思考后再表达					
14	勇气：有尝试冒险的能力，在团体活动的关键时间点做出适宜性处理；能够接纳模糊、不确定状态，善于处理未知期的成员及自己的情绪反应；勇于自省并示范改进					
15	自觉：活动过程中对自己的理解能力、内在情绪反应有自觉、能清晰觉察					
16	奉献：整体活动中全身心地投入团体，专注和积极地促进成员和团体成长，协调好自身带领者和团体成员的双重身份					
17	示范：主动、自愿地为团体成员做示范					
18	常模：在团体中促进成员无止境地学习和接近积极、建设性常模，即促成团体及成员成为健康、发展的普通者					
19	凝聚力：自己和团体、成员一体感，彼此关爱和帮助成长，互相信任和吸引					
20	策略和技巧：有能力和有效地服务团体，选择和实施适宜的团体策略、活动方法和技巧，催化讨论和导入生活					
21	非语言行为的观察能力：准确、敏锐地对团体和成员的非言语信息感知和回应，尽量少地表达自我投射					
22	分析与归纳：清晰掌握成员表达意图并进行整理、分析和归纳，并进行必要、有效的干预和处理					
23	整体表现：带领者整体上促进团体及其成员的成长和发展，并就此点与成员达成共识					

樊富珉提出成员自评量表如表 1 - 1 - 3 所示。

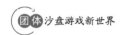

表1-1-3 成员自我评估表（据樊富珉）

团体活动：_____ 姓名：_____ 时间：___年___月___日

编号	项目
1	团体经验对本人个人生活有哪些影响？
2	团体咨询给本人留下最深刻的印象是什么？
3	有什么特别的原因使你对于自己生活、个人态度及人际关系更为了解？
4	你生活中的哪些改变是来自于本轮团体经验的？
5	当你想在现实生活中完成你团体内所做决定时，你会遇到什么问题？
6	团体经验对你是否有负面影响？
7	你参加这个团体对你生活中周围的人是否造成了影响？
8	如果你没有参加这个团体，你的生活与现在的生活会有什么区别？
9	你喜欢团体的哪些地方？你不喜欢团体的哪些地方？
10	你对带领者的带领风格、方法有什么意见或建议？
11	如果要你用一两句话来说明团体对你的意义，你将如何回答？

注：更多评估内容及工具可参见樊富珉所著《团体心理咨询》《结构式团体辅导与咨询应用实例》等书。

3. 团体沙盘游戏平衡期

团体沙盘游戏平衡期的工作内容包括：①成员之间讨论自己、他人的问题及成长经验；②学会取得他人理解、支持和指导；③善于利用团体沙盘游戏的镜子功能，通过团体内人际互动发现自己、调整自己；④使成员体会团体作为试验场的模拟性、真实性和过渡性；⑤将收获延伸到社会生活，再反馈回团体活动，然后依据成长情况多次循环，直至接近预期或实际现实；⑥注意安全讨论技巧，训练从团体现场安全讨论到实际生活适宜性交流的过渡能力。

1）团体互动与本土表达习惯

日常表达互动中，含蓄、内敛、间接性、富有象征意义、易产生歧义等均是本土表达方式的特点。受文化特点的影响，人们对外界给予的指导性意见有所偏好。这都是心理学初始期背景下团体带领者需要面对的现实，对实现心理学中所提倡的启迪参与者、助人自助理念产生了阻力。

应对上述问题的有效策略包括：在坚持团体互动、成员交流与学习、带领者行为示范等原则的基础上，不厌其烦地鼓励成员互动，带领者做示范，以及有意识地保护讨论环境不被汉语词汇本身的多种可能性含义所干扰；善用团体活动而非单纯唔谈；适度加入带有教育色彩的成员感悟总结和通俗化的阐述，或明晰易误解之处，尝试生活指导，开展团体外作业反馈，等等。

带领者做好成员人格特征觉察、可能的心理疾患筛查，教育并调整成员具有适当参与动机，认真筹备"冷场"等的处理预案，敏锐察觉现场是否存在已发生而未暴露的误解，保护现场自由和安全氛围等，有利于做好目前本土文化背景下的团体沙盘游戏。

受文化影响，活动参与者在转换性躯体化症状的表现方面可能会独具特色。例如，曾有成员在活动现场面临压力时，出现头痛，继而呕吐后缓解，并在随后的团体交流中有所收获。带领者尽力将团体活动动力（也是压力）调适到与团体活动各阶段心理特征吻合，再配合以"鼓励多通过心理精神性途径处理"的方式。同时，躯体化转换提供了一条处理途径，即适度配合身体互动及表达，通过肢体语言、表情丰富的演说、沙盘游戏中的双手操作、舞蹈等，最终使该成员的症状"自躯体化途径而来，由躯体化途径而去"。

2）**团体吸引与团体结束**

经过时间进程下的团体沙盘游戏及成员互动催化，成员间关系逐步成熟，他们开始期盼每一次团体活动的到来，相对熟练地穿梭于"团体内感悟"和"现实尝试并反馈"之间，团体吸引力的成熟状态出现，这同时也是团体活动结束的信号。

带领者需准确把握团体活动结束的原则，明晰团体活动结束难度与其存在的时间成正比。带领者需与成员沟通并达成共识——团体活动的终极目的是回归生活，在生活中成功应用团体活动经验。此时，建议预告结束和处理分离问题。若难以结束，则带领者本人需要接受上级督导。

4. 团体沙盘游戏预期结束及处理结束期

首先，全体成员应理解结尾期事务的数量与团体存在期的长度成正相

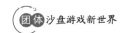

关，需以调整社会实践为标准，勇于面对分离。其次，领导者的任务包括：①提前预告结束；②带领整个团队回顾整体团体活动；③团体评估，包含对团体活动、带领者满意度的评估，以及成员自我成长评估等；④协助成员面对未来；⑤道别；⑥必要时进行"一对一"处理；⑦活动自然结束。

1）团体评估与反馈

使用评估量表进行，通过团体成员、带领者、观察员、成员相关外围人员等多维度反馈团体运行状态，并开展督导师评估与督导等。这样将既利于团体成长，又利于团体活动的结束。

2）结束期核心任务

罗伯特 R. 戴斯将结束期任务总结为四点（笔者有改动）：①带领者有必要提及未完成的事宜，邀请成员分享未完成的事情并进行处理；②帮助团体成员列出结束后的行动计划，鼓励他们在生活中积极行动并接纳不确定性，告知其可在必要时接受督导；③鼓励成员接纳结束；④明确核心任务为处理分离与丧失，例如使用悲伤模式结束优于采用虚假的快乐模式结束，此外，还可以引入结束类团体沙盘游戏作为结束仪式。

5. 团体沙盘游戏循环

心理学认为，团体活动中的心理成长经验转化至生活现实实践需要数周乃至数月时间。一系列团体活动结束后，留出相应时间来兑现生活成长，之后自愿地开展新一轮团体活动，这便是整体性团体活动循环。循环的优势在于可以长程、符合人格发展规律地处理心理成长；其缺点是可能会使个别成员对预期中的新团体存有心理依赖，形成"假结束"。

1）生活转化与团体反馈循环

团体活动运行过程中，每一次活动时均鼓励成员将团体活动的经验应用到生活中并反馈回团体，然后将团体共同处理后的新经验再次应用到生活中，并在下一次团体活动时再返回团体……如此，"生活转化"与"团体反馈"可循环促进团体成长，这也是结束后进入整体性团体活动循环的一种预演。

2）**团体间隔期与新团体循环**

团体间隔期是封闭式团体的一种特殊需求。如果新一轮活动中团体成员与前一轮活动中的团体成员不变（主题或成长任务必需变化，否则是违背原则地延续旧团体），此时应在上轮次团体活动结束与下轮次活动开始之间设置足够长的团体间隔期。开放式团体等则不考虑设置此间隔期。

不同研究人员对于团体间隔期的时长要求差异较大，从数周到数月不等，但一般认为从心理学成长过渡到现实变化需要较长的时间作为保证。带领者在间隔 8 周至半年后可继续招募原人员自愿参加团体活动，但必需开始新任务。

第二章

▼

主题式团体沙盘游戏

告读者

本书提供了一些团体沙盘游戏的新思路和新方式，在熟悉各种新模块之后，其中涉及的时间限定建议、步骤流程设置、言语催化细节和讨论交流条目等均可以进行适度调整，以尽量贴合实际团体沙盘游戏应用的需要。

例如，在"'知难而进'团体沙盘游戏"中，当用于普通沟通能力训练中时，侧重于现场成员之间耐心地观察、倾听他人，进而表达双方欲求；而当应用于销售团队营销能力专业训练中时，则需要放慢节奏、细化每个有利于专业能力提升的细节，并适当加入营销技能，达到心理技能与营销技能的融合，在更细化的营销培训中还可以将一个"知难而进"团体沙盘游戏拆分为3～4个环节进行。

再如，在"'头脑风暴'团体沙盘游戏"中，每组3位成员时，每位成员描述沙具的时间可以限定为1分钟，而当组员有6人时，则可以变化为30～40秒/人。带领者依据团体活动现场状况进行适度调整方是认可"团体利益高于一切"、为团体服务的真正体现，因为没有一成不变的团体活动，只有不变的团体成长需要。

总之，随着团体沙盘游戏的灵活应用，既需要一些较为成型的模式来承载和呈现创新变化，又需要使用者灵活调整具体细节。对书中内容过于生硬或谨遵的使用，可能会导致团队活动枯燥乏味。只有掌握团体沙盘游戏的核心并进行适度调整，才能够真正体现团体沙盘游戏的生命力和发展性。

我们努力将团体沙盘游戏打造成为一个具有显著开放性特征的体系，在潜在的多元化基础上，推进团体沙盘游戏技术创新与发展、多学科融合、操作流程变通等。显著的开放性也要求带领者善于进行催化、指导和启迪，且要求整个团体在反复操作中主动推进活动目标的调整、变化。

　　团体活动技术与团体沙盘游戏结合后，会使得常见的晤谈团体形式具有了视觉赋形的优势，沙盘游戏作为团体成员间的媒介与承载场，使团体沙盘游戏更加温和、间接、安全和易于接受。沙盘游戏作品可在意识上模拟多样化的现实社会生活，这也意味着团体沙盘游戏技术有着更丰富的变化和形式。每一种团体沙盘游戏模式对应有独特的游戏规则（其中还应有诸多变形模式），虽不易得到通用规则，但是却有共同修整效果，是心理原理共通地表达。

　　主题式团体沙盘游戏保留了传统团体沙盘游戏的间接性、温和性等特点，继续使用或减少使用沙盘、沙具等物理形式，有利于非言语形式的团体成长催化，兼具团体活动的灵活性、参与性和趣味性。

　　主题式团体沙盘游戏保留了团体活动自由性和准专业化的特点，促使（团体）沙盘游戏更加通俗化、家庭化和社会化，便于在突出游戏、陪伴色彩的家庭、学校等非专业咨询性质的环境下使用，是以往偏于专业化咨询治疗方向的团体沙盘游戏模式的创新性拓展，开创了团体沙盘游戏的新世界。

　　主题式团体沙盘游戏模式是指具备以下特点的团体沙盘游戏活动：基于大众化、高参与性和去专业化的团体沙盘游戏；较多地趋向于家庭、学校和生活领域应用；设计活动时突出强调主题任务；活动规则往往允许较多灵活变形；突出了主题，互动的发生、类型和内容有一定的可预测性；对参与者遵守团体规则的要求较高；团体活动本身的趣味性较高，适于在非专业环境中应用；带领者应注意辅助参与者觉察并面对丰富多变的互动及其心理学意义；操作性活动结束后，团体讨论的设置依常见互动而定，同时需参考主题任务来确定讨论方向。

　　带领主题式团体沙盘游戏，需要注意：明晰每种团体活动的心理学意

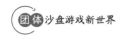

义（含主要意义与延伸意义）；明晰适宜年龄段、适用人群（或团体）、大团体与内部小分组、特殊注意事项等；带领活动前对游戏步骤达到熟稔在心，能够应对现场突变和成员的交流；准备好硬件材料，含标准版的沙盘游戏用材或简化的方桌等设施，以及沙盘照片等。

本小节将推介多种新式团体沙盘游戏，大多数操作模式都有很强的开放性，希望各位读者在实践应用中共同探索和改进。

第一节
团体热身类团体沙盘游戏

1. "故事串烧"团体沙盘游戏

意义：团体活动热身，训练倾听、记忆能力，突破畏难情绪暗示。

导入：我们相信自己有着惊人的记忆潜能吗？我们愿意挑战自己的自我暗示吗？"故事串烧"团体沙盘游戏让我们在娱乐中相信"我能!"积极参与的过程中，我们将收获满满的信心。

准备：常规沙具一套，沙盘（或桌子）多张。

规则：

（1）每小组 3~6 人，单名带领者带领上限是两个小组。

（2）单张沙盘内按人数平均划分区域，每位成员在自我区域内使用 6~8 个沙具独立完成沙盘作品，主题不限。在适当的时限内完成操作。

（3）每人用 1 分钟介绍作品内容，需要含有所选沙具的名称与特点、故事中的角色、情节和情感。带领者需鼓励团体成员认真倾听。

（4）按时针顺序或抽签顺序再次介绍作品，后续成员累积前期成员作品内容，直至最终完成循环。如果循环中有明显错误（此处的错误标准由带领者把握，建议适度从严），需要全体成员继续循环，直至无明显瑕疵（带领者适度从严把握）。

（5）团体讨论，交流专注力、倾听和记忆技巧，感悟畏难情绪如何克服、自我暗示如何调整等。

（6）带领者鼓励成员从现场进行人际间觉察和学习，引导成员将心理成长导入到工作生活中，并反馈回团体活动。

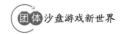

说明：本活动可作为"姓名串烧"等破冰活动的后续强化活动，也可直接融合"姓名串烧"作为破冰活动，还可单独作为团体沙盘游戏使用。

2. "思维爆破"团体沙盘游戏

意义： 团体活动破冰，打破思维定势，开拓新认知，通过观察他人的创造性模式而启发自我，是儿童与青少年社团活动的有趣形式。

导入： 世界上有一万个存在，就会有千万个想法和心情，打破原思路、开启新世界是个体创造性的源泉。"思维爆破"团体沙盘游戏帮助我们体验思维开拓的无限可能，活动中将看到奇思妙想的组合与潜能。本模式在家庭、学校和需要创造性氛围的环境中都可以应用。

准备： 常规沙具一套，沙盘（或桌子）多张。

规则：

（1）每张沙盘（或桌子）容纳 6～10 人，配备一名带领者。

（2）沙盘（或桌子）以长轴分界，对应摆放 6～10 个（组）沙具（若为组合，每组不超过 3 个沙具），并配以字母或编码。进入下一步骤后不再更换沙具。小组内逐一介绍沙具的构成，限时 6～8 分钟内完成。

（3）本步骤限时 20～25 分钟，成员自由、独立地多次配对组合，双方共同完成沙具新组合的赋能、故事的讲述等。例如图 2－1－1 所示的 1 号斑马沙具与 4 号大树沙具、6 号博士教授沙具与 2 号推土机沙具等各式组合，每一次组合无需遵循任何规则或受惯性思维的限制，鼓励团体成员突破常规地赋予沙具和组合新故事、新角色、新性质（如 1 号斑马由动物园中的观赏动物转化为 2 号推土机出故障后的畜力，7 号皇帝从电视剧中的权威人物变化为 3 号夫妇参观的古代雕塑）。若时间未能充分使用时，带领者需要催化活动的进行，因为创新性行为能够启迪多样化感悟。

（4）交流讨论，评选最佳创意奖、最美组合奖、最多联合奖等，感悟多元化与突破思维定势，学习尊重差异和个性化，等等。

（5）带领者鼓励成员在讨论中更多地关注人际学习和成长性内容，并鼓励成员将心理成长导入生活，然后反馈回团体活动。

1号： 一匹斑马	2号： 两辆推土机	3号： 一对夫妇	4号： 一棵大树
5号： 一头恐龙	6号：一位博士， 一位教授	7号： 一位皇帝	8号： 一朵莲花

图2-1-1　沙具示例

讨论与解析：该团体沙盘游戏涉及觉察现场的创造性呈现，并推动团体成员将创造性应用于认识一位个体、面对一件事和改变一段生活；还涉及突破思维定势和增加自我认可，观察他人的创造性模式，实现人际学习。

3."从我开始"团体沙盘游戏

意义：团体活动热身，帮助成员相互熟悉。

导入：新团队需要相互认识和熟悉，请各位成员积极参与，在任务执行和衔接中开启我们美妙的团体沙盘游戏过程。

准备：常规沙具一套。若干执行卡，数量是小组成员数量的两倍左右。执行卡的内容为"请为我的一个沙具在沙具架上找一个同类搭档，并给组合起名字""请说出我的某个沙具的5个优点""请邀请另一位成员和他的某个沙具来给我的沙具讲一个小故事"，等等，主题需围绕成员、沙具间简单互动而设定，抽中后必需完成任务。

规则：

（1）每小组3~6人，带领者决定是否先进行"姓名串烧"等活动。

（2）每位成员自选（或直接派发）1~4个沙具，要求每位成员所选沙具的类型是"随机、不重复"。带领者在活动前公布成员的沙具数量，各成员间保持一致，可告知成员"数量越少，难度越大，热身活动趣味性越强"。

（3）小组通过"手心手背"等小游戏确定一名开始者，该成员抽取一张执行卡，然后按小组协商的时钟顺序在下一位成员处执行、完成卡片描

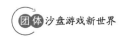

述的内容。

（4）每一次执行任务并得到小组大多数成员的认可后，按时钟顺序继续抽取执行卡、完成任务，抽中指示内容重复的执行卡并不影响小组活动，直至小组内至少循环两轮后结束。

（5）团体内交流心得，内容可繁可简，然后再进行其他团体活动。

4. "沙具寻宝"团体沙盘游戏

意义：团体活动热身，从趣味性角度认识沙具等设施。其延伸意义是增强团体的凝聚力，锻炼成员的观察能力和推理能力等。

导入：团队成员熟悉是后续团体活动的前提，欢迎各位积极参与，寻宝游戏中既可以熟悉沙具，又能够增强团队感。

准备：常规沙具一套，含未修复的破损、断裂沙具。准备一些沙具小微局部的特写照片和沙具残片（例如某人物沙具帽子的特写照片，一根断裂的小桥的小小立桩，一条没有粘回去的桌子腿），以作为后期寻找母体沙具的线索，且所准备材料的母体沙具应确实存放在沙具架上。线索的数量不低于总参与者数量的 3 倍。

规则：

（1）每小组 3~8 人，单名带领者最多可同时带领 2~4 组。各小组寻宝任务数量相同时，带领者可开展小组寻宝竞赛。

（2）每小组领取到数量（建议约为小组人数的 3 倍）、类别相同的寻宝线索，如各组均为 5 张图片、4 个残片。自由开始沙具寻宝，各小组内部自由讨论，找到母体沙具时需经带领者（或其助手）确认。

（3）进行竞赛时，以全部准确且用时最短为优胜。剩余个别小组时，其他小组成员可在经过允许后帮助最后的小组，直至完成全部线索的破解。

（4）团体的交流心得，内容可繁可简，然后再进行其他团体活动。

本模式的变形是在原照片、残片线索之外增加文字描述线索。带领者准备一些尽量准确描述某沙具局部的文字（3~8 句为宜），作为寻宝线索。本变形因可能存在文字理解歧义而增加了难度，但也意味着可以增强参与性，训练沟通能力。

5. "小组秀"团体沙盘游戏

意义：团体活动热身，帮助成员相互熟悉，强化小组凝聚力和集体认可感。

导入：生活或心理学中，都存在团队合作模式。我们足够认可或喜欢所在的团队吗？我们团队的特点和其他团队间存在明确的区别吗？"小组秀"团体沙盘游戏帮助我们自我定位并独立于他人，帮助我们明确自己所在团队的特点与使命。

准备：常规沙具一套，沙盘多张。

规则：

（1）每组 3~8 人，单名带领者带领上限是两个小组。

（2）每组选出一名队长，在团队运作下设计出本小组的名称、活动宗旨、一句话式小组主题语、吉祥物（某沙具）或代言沙具。

（3）各组使用现场实际沙具完成从口头、书面设计到沙具、沙盘作品的转化，例如具体化地阐释代言沙具，或通过沙盘作品表达参加活动的主旨等（活动主旨的呈现与后文中"团队预期"团体沙盘游戏有类似之处）。

（4）各小组选派一名发言人，介绍本组设计的内容及沙盘游戏的相关呈现。如有需要，小组可在介绍后进行讨论并做出适度修订，然后重新介绍"小组秀"的内容。

（5）在封闭型团体的连续性团体活动中，本热身活动内容可多次在后续活动中展示，以增强活动效果，更好地凝聚团队。当处于开放式团体时，为适应开放性、流动性特点，可以在进行 3~4 次团体活动后，小组内选出新队长（若队长变化较快，则无需遵从该建议），然后按照活动规则开展活动。需特别注意的是，过于频繁的更换小组主题等并不利于团队建设，活动效果与"小组秀"的更迭间呈倒"U"形关系的规律依然存在。

6. "小组自画像"团体沙盘游戏

意义：团体活动热身，帮助成员相互熟悉，强化活动小组的凝聚力和

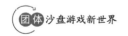

集体认可感。

导入：俗语说，"众口难调"，当团队运作时，内部的协调性将是十分重要的。"小组自画像"团体沙盘游戏能够帮助团队成员明晰个人需要和团队意图，最终帮助他们增强个人与团队间的协调性。

准备：常规沙具一套，沙盘多张。

规则：

（1）每组3~8人，单名带领者带领上限是两个小组。

（2）经过"头脑风暴""姓名串烧""小组秀"或成员认识之后（故本模式除去可以用于初期团体热身外，也可用于团体活动中期、后期的进一步凝聚力建设），通过小组讨论具体化出本组成员的个性特征、兴趣爱好、职业面具及生活现实等心理学信息，也可以包含成长目标、目前的收获等。带领者需鼓励各成员积极参与，以利于个人及团体成长。

（3）小组先在自由讨论中完成由小组人数3倍数量的沙具（类型不限）构成的、代表小组及成员心理特点的"小组自画像"——初次自画像沙盘游戏作品。作品需得到3/4以上成员的认可，然后小组推荐出1~2名发言人介绍主题、细节等，小组与初次自画像作品合影。该阶段限时10分钟。

（4）初步呈现自画像后，在第二轮修订中每位成员可以再增加2~5个沙具。（细节说明：新增沙具可以是自我需要的，也可以是认为他人需要的；如果涉及他人需要，修订者应先行介绍具体内容，然后征求对方意见，由双方共同讨论是否最终呈现该沙具，即决定权交由双方，必要时由小组全体成员参与决定；既可增加沙具，也可撤减沙具；当需撤减沙具时，要征得全体成员的同意；删减沙具总数不得超过初次作品的1/2）。小组推荐1~2名发言人介绍主题、细节等，小组与二次自画像作品合影。该阶段限时10分钟。

（5）完成较为现实版的自画像呈现后，将其全部拆除。带领者鼓励各小组抛开各种现实局限或意识层次的干扰，自由地制作一个无任何限制（即不受主题、构图、沙具、数量等限制）的，完全理想化的"自画像"作品。带领者需多次强调尽量将现实影响降到最低，不排除出现光怪陆离、天马行空等意境的作品，所有元素完全交由成员个体团队决定。小组推荐出 1~2 名发言人介绍主题、细节等，小组与第三次自画像作品合影。该阶段限时 10 分钟。

（6）经过三轮"自画像"呈现后，先由各成员在小组内探讨心理感悟，继而在大团体内展开讨论。

（7）带领者鼓励成员进行现场人际间觉察和学习，引导成员将心理成长导入后期团体活动以及工作、生活，再反馈回团体活动中。

说明：本模式仅用于团体热身活动时，可将模式中包含的三个层次"自画像"分次进行，例如在前五次团体活动中将第一、第二与第三层次分别进行两次、两次和一次。带领者可依据活动需要对操作手法、递进关系做适度分割、修改。

7. "成语竞猜"团体沙盘游戏

意义：团体活动热身，认识沙具、熟悉成员、活跃团体氛围和训练团队合作，同时辅助成语知识的学习和记忆。

导入："成语竞猜"团体沙盘游戏集成员熟悉、团队热身、学习成语、趣味活动等为一身，欢迎我们每一位成员开动脑筋设置谜语，在生动活泼的活动中快乐成长。

准备：常规沙具一套，沙盘（或方桌）多张。

规则：

（1）可以在多个成员间开展，也可以在每组 3~5 人的多组间进行，单名带领者带领上限是 2~6 个小组。

（2）随机分组后，各组选出组长，在组长的组织下各组讨论出拟作为谜底的 4~6 个成语。每一个成语使用由 1~6 个沙具组成的简单作品作为谜面。如遇及难以呈现的成语，则应及时更换。完成后，各组写出本组的成语谜底并交给带领者保存。本步骤限时 10 分钟，全程中注意保密，不得刻意获取他组的谜底。

（3）带领者通过抓阄、掷骰子等方式选出被猜小组，该小组外的其他所有成员，或每组派出 1~2 名成员（具体参与人数由带领者依据现场实

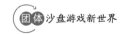

际人数确定，保持参与性的同时不致现场过于混乱）前往被猜小组猜成语。2 分钟内，只要有一个成语被猜中，胜利者本人增加积分 10 分，所在小组每人（包含胜利者本人）增加 10 分（至此，胜利者本人积分 20 分），被猜中小组的全体成员每人扣除积分 10 分。也可不采用积分方式，改为被猜中小组成员每人完成蛙跳、背手下蹲等若干次。超过两分钟仍然没有猜出答案时，被猜小组的每位成员增加积分 10 分。每当猜出一个成语，或超时后，带领者再次随机选出下一个被猜小组，多轮次开展活动。如果是多位单名成员间开展活动，则不进行小组增减积分，只针对个人即可。

（4）作为团体热身使用时，竞猜成语环节总用时不超过 10 ~ 15 分钟。结束时可以邀请成员公布答案，并介绍谜语的设计思路，以此兼顾学习成语知识的效果。作为成语知识专项学习（淡化猜谜语色彩）时，时间可延长到 30 ~ 40 分钟，成语不足时及时补充。积分模式下，活动结束后，依据积分评出优胜者（组）。

本模式的变形是改为普通谜语竞猜活动，自由设置谜底、谜面，例如谚语、歇后语、节气、单个词或字、寓言故事或古诗词等。

原模式及变形中如果出现错误谜底设置，例如某成员的作为谜底的成语错误或不存在，则该成员将被扣分或接受惩罚。

8. "找相同" 团体沙盘游戏

意义：团体活动热身，挑战思维定势。

导入：不同事物间找不同点很容易，不同事物间找相同点就有了挑战性，首要是挑战自我局限。"找相同" 团体沙盘游戏既可以辅助我们认识沙盘游戏，又能够帮助我们训练自我突破、信任潜能等。

准备：常规沙具一套。

规则：

（1）每小组 4 ~ 10 人，将每位成员编号，并准备相应数量的号签。成员环绕而坐。

（2）带领者向每位成员随机派发 1 ~ 2 个沙具，注意做到各沙具间完全不相同（差异越大越有利于团体活动的效果）。

（3）活动中，小组内每次随机抽签选择两名成员，他们分别出示自己的一个沙具。限时 2 分钟内，全体成员共同找出两个沙具之间的相同点 6~8处，数量宜多不宜少，带领者鼓励成员勇于尝试。首先，在不设限制的情况下寻找相同之处，例如既可以说"小狗和螃蟹沙具都是雄性的"（主观推测），也可以说"桌子和老虎都有腿"（客观描述）；然后，增加难度，要求成员仅可以描述现场客观存在的相同点。

（4）热身活动进行 10~15 分钟较为适宜。成员可适当总结活动技巧，交流活动感悟。

9. "速记沙具"团体沙盘游戏

意义：团体活动热身，帮助成员相互熟悉。同时，可训练快速记忆技巧，开发记忆潜能。

导入：速记沙具团体沙盘游戏融合了团队热身、记忆力训练和潜能开发等多项功能，活动中我们主动挑战自己，将迎来新的自我认知，同时学习到他人的有益模式。

准备：常规沙具一套。

规则：

（1）每组 3~8 人，单名带领者带领上限是 4~6 个小组。

（2）带领者或助理向每组随机提供该组人数 3~4 倍的各类沙具。各沙具具体命名由小组内部自行确定。活动中，要求各组成员自行讨论记忆技巧，如使用小故事、顺口溜、关键字等方法，在 3 分钟内记忆完毕本组的所有沙具。各组在活动现场展示记忆效果，并对记忆准确度最高的小组予以奖励。如果多组间沙具数量一致，还可依据准确度、用时长短进行综合评价。

（3）展示原记忆策略后，各小组继续开拓出不同类型的记忆方法。允许各组之间有所参考，但沿用原策略或稍作改编的方法属于无效开拓，带领者拥有否决权，故带领者需客观、谨慎评估。

（4）多组进行活动时，各小组按顺（逆）时针方向原封不动地拿到他组沙具，通过轮转沙具、保持记忆材料不变，从而保证新记忆策略间具有

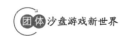

可对照性。在前期认真倾听他组记忆介绍的基础上，各组使用轮转来的沙具开发新的记忆方法，力争出现"沙具相同，因人不同而策略不同"的预期效果。对于出现创新策略的小组，特别是不同于所有前期策略的小组予以奖励。

（5）评选"记忆最准确小组""创新优化小组"及"方法最多小组"等优胜者。

（6）充分记忆热身后，若时间允许，可筛选新成员组合成"记忆优化小组"，挑战更多新策略（不设上限），以此开发潜能、发现新策略。或是提高记忆沙具的数量，例如由原有小组人数的3倍变为5倍。

（7）团体内交流内心觉察，带领者适度催化。

（8）带领者鼓励成员进行现场人际间觉察和学习，引导成员将心理成长导入工作、生活，并反馈回团体活动中。

本模式亦可融合"姓名串烧"活动共同进行，即对成员姓名、沙具名称等做一体化记忆。

在团体条件成熟时，带领者可催化团队体验机械记忆、外界帮助、刻意复述、组织分类、巧妙加工等记忆策略，体会不同策略的差异，并将该活动引申到记忆与无记忆研究领域。

10. "优胜劣汰"团体沙盘游戏

意义：团体热身活动，活跃团体氛围。通过游戏来体验成长过程的复杂多变，感受游戏过程中内心的体验并做适宜性处理。成员间相互学习应对社会的方式。

导入：今天的团体活动借助沙具来体验类似于物种进化过程的艰辛与反复，同时坦诚分享自己的内心感受，并在团体活动中遇到问题时共同面对、共同处理。

准备：生命类沙具50～200个，如植物、动物、人类等。

规则：

（1）参加人数为8～20人，人员数量需要明显超过所拟定的进化级别数量，如四级进化时建议至少8人，六级别进化时建议至少12人。

（2）带领者给出诸如"低等植物、高等植物、两栖动物、爬行动物、哺乳动物、人类"的进化顺序，此顺序符合由低至高的顺序即可，由带领者根据所配备沙具的具体情况而定。每位成员按照进化顺序自由选择 6 个沙具，如某成员选择了苔藓、灌木、青蛙、蜥蜴、马、农民，另一位成员选择了浮萍、大树、蟾蜍、蛇、牛、工人。选择结束后，每人用半分钟介绍沙具及所属进化级别，出现错误时及时修正。

（3）成员从最低级别物种的沙具起步，携带该级别沙具开始自由地与其他成员进行比赛，如"压指头""石头剪刀布"等。负者维持原级别的沙具，继续寻找同级别沙具的成员比赛，直至晋级并更换至相应级别沙具；胜者选择新级别沙具，并继续与持有同一进化级别沙具的成员比赛，赛后规则同前。无持有同一进化级别沙具的成员时，该成员需耐心等待并觉察自己的内心感受。不可跨级别比赛。

（4）所持沙具进化至最高级别的成员离开比赛现场，开始观察仍在努力通过比赛而使沙具进化的成员，同时觉察自己的心理变化。

（5）依团体人数而将时间限制在 10~15 分钟内，允许出现未能进化完成的现象，如理论上会在各进化级别均至少存在一名遗留成员。

（6）团体内交流内心觉察，带领者适度催化。一定程度上需要接纳部分成员对进化中随机性竞猜的心理反应，带领者依然要引导成员对个体主观努力的觉察，也可以采用祛除随机性胜负的变形模式。

（7）带领者鼓励成员进行现场人际间觉察和学习，引导成员将心理成长导入工作、生活，并反馈回团体活动。

本形式的变形之一是在某些完成进化较早的成员离开比赛现场后，带领者鼓励他们自愿地重返进化现场，既是再体验，也是对仍持有低级别沙具的成员的帮助。

本形式的变形之二是在非言语交流下进行以上步骤，成员只能通过观察来判断对方沙具的进化级别，从而增加了进化的难度。

本形式的变形之三是放弃"压指头"等随机式竞猜，采用主观能动性更强的方式进行。如两位成员先后给对方提出一道业务（或学习、培训）知识题，一方正确一方错误时，胜者晋级败者维持原级别，双方均正确时

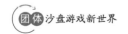

共同晋级，双方均错误时维持原级别。加入此变形模式后，本模式也可以用于知识竞赛、管理培训和业务学习等。

本模式的变形之四是结合行为演示进行，例如四级进化即从"蘑菇""昆虫""公鸡"到"人类"中，处于"蘑菇"沙具级别时只可蹲在原地，不可移动地与同级别的其他人竞争，升级到"昆虫"沙具后变化为下蹲姿势，可以自由移动地与同级别的其他人竞争，再升级到"公鸡"沙具时变化为弯腰姿势，自由移动地与同级别的其他人竞争，最后升级到"人类"沙具时变化为直立姿势，自由移动地与同级别的其他人竞争。本变形中还可修改进化规则、增加难度，如当同一级别人员比赛时，赢者晋一级，输者后退一级。二人以上进化到"人类"级别后，可在"人类"间比赛，赢者维系原级别，输者后退一级。

说明：本模式可以拓展应用至小学生科学课程中，从而在趣味性的课堂游戏中学习进化知识。

讨论与解析：自由式团体讨论中会出现各式个性化主题，在共性主题方面可能会涉及日常生活中前进的困难、机遇觉察与争取、团体合作等。

11. "盲人记物"团体沙盘游戏

意义：团体热身活动，熟悉沙盘游戏，活跃团体氛围；开发认知、记忆潜能；体验健康的宝贵，学会爱护自己。

导入："盲人记物"团体沙盘游戏既能帮助参与者熟悉沙具，又可以让参与者体验到对认知世界技巧的开发，体验到健康的宝贵等。

准备：常规沙具一套，沙盘（或桌子）多张。

规则：

（1）每组3~8人，环绕沙盘而坐，全部成员佩戴眼罩模拟盲人。

（2）带领者或助理确认成员无法看到外界后，给每位成员随机派发一个沙具，告知成员通过触摸细节等各种方式识记沙具。限时1分钟。

（3）触摸沙具的过程中，带领者或助理在沙盘内随机放置数量是小组成员2~3倍的干扰沙具。干扰沙具中要含有与各成员手中的沙具类似的沙具，以增加识别难度（本步骤的加大难度设置是在干扰沙具中至少各配备一个与触摸沙具完全相同的沙具，成员后期需要在外观完全相同的两（多）个沙具中找出唯一正确的沙具）。本步骤不允许成员通过折弯、扭动等任何改变沙具外观的"小动作"做识别标记。

（4）1 分钟识记时间结束后，各成员将沙具交给带领者或助理，再由带领者或助理将识记沙具随机混入上一步骤中准备的干扰沙具内，同时通过画草图、做纸面标记等方式记录下准确的放置位置。带领者或助理不可在需要识记的沙具上直接做标记，不建议将所有沙具混乱地"揉"为一团。下一步骤前，成员所佩戴的眼罩不能摘除。

（5）沙具混合完毕后，成员摘去眼罩，使用各种办法识别出派给自己的识记沙具，向带领者或助理求证是否正确。本步骤限时 1～2 分钟，结束后统计正确识别率。必要时可简单交流心理感悟。

该模式的简化变形是成员落座、戴眼罩后，带领者或助理给每位成员随机派送一个沙具，成员以各种方式在不可视条件下识记沙具。1 分钟后，带领者或助理直接将所有识记沙具收回，并随机放回沙具架上，然后成员摘除眼罩，前往陈列有数十个乃至数百个沙具的架子上寻找自己的识记沙具。该模式难度较大，但设置简单，同时便于成员熟悉各式沙具。

12. "多彩你我他"团体沙盘游戏

意义：团体活动热身，帮助成员相互熟悉，后期用于帮助人格成长。

导入："认识自己"是生活中的重要事项，也是开展心理学活动的前提，"多彩你我他"团体沙盘游戏能帮助我们看到全方位的自己。

准备：常规沙具一套，沙盘多张。

规则：

（1）每组 3～6 人，每人独立使用单张沙盘，或使用一张沙盘的二平分之一。单名带领者可带领 1～2 个小组。

（2）用于早期团体热身活动时，可侧重于自我呈现功能。全组成员同步进行，在自己的沙盘区域通过设置沙具或简单沙盘作品来展示自我特征（气质、性格、行为习惯、外貌特征等），例如使用贵妇沙具象征自己的高冷、猴子沙具表达容易急躁等。限时 3～4 分钟。

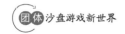

（3）每人用2分钟，逐一介绍自己的沙盘呈现，从而利于成员间的相互熟悉。

（4）用于中后期活动，即团体成员熟悉、团体氛围成熟后的人格成长时，可侧重于自我呈现与他人呈现的并行应用。每位成员将自我区域平分为二，一部分进行步骤（2）中的自我呈现（带领者帮助成员理解随着团体活动的进行，自我认知是动态的、可变的）；另一部分供其他成员进行他评呈现。所有成员均需要真诚地向他人反馈自己所观察到的他人特征。限时5分钟。

（5）各成员逐一介绍自我呈现的内容，再介绍所呈现的他人特点，被介绍人认真倾听，并在下一步骤中再进行交流。

（6）普通热身时可简单交流成员的各自特征及个人认知，用于帮助人格成长时既可介绍自评和他评内容，还可涉及认知的多样性、多彩人格与行为，以及如何向他人学习等。

本模式的变形一：在他评内容中加入更独立的反馈源，成员可以自愿邀请团体心理学知识和伦理技能达到成熟水平的团体带领者、助理员参与反馈，从而使他评信息更加丰富。如果存在团体活动现场观摩人员，则在征得团体成员、观摩人员双方的同意后，也可以考虑增加观摩人员的反馈。

本模式变形二："专项呈现气质（四种体液质类型）与性格（两类倾向），自我呈现与他人反馈结合进行。活动中，自我呈现区域沙盘内呈现自我气质的构成类型（如多血质为主、黏液质为辅，偶有胆汁质表现）时，表达媒介是象征活泼、有力量的宝马及象征平和的钓鱼翁等沙具（或简单作品）；呈现性格倾向混合模式时，例如可以使用冥想思考、独自散步的沙具（或简单作品）与较少与朋友聚会、正在打电话求助的沙具（或简单作品）等，以此代表自我性格大致结构是内向、外向占比约为7:3。他评区交由其他成员处理，并在后期进行介绍、讨论。

说明：原模式及变形活动主要呈现成员目前的心理特征，对于经时间催化的团体活动的长期效应，建议在团体活动结束（指封闭式团体）8～12周后再次进行活动，从而对比呈现成员的心理成长。

13. "团队预期"团体沙盘游戏

意义：团体热身，可以帮助参与者调整对团体活动的预期，有利于团体目标的调整。该游戏也可用于团队建设、EAP 训练、家庭活动等场景中，调整团体成员的心理需求，进而提升团队的凝聚力。

导入：我们参加团体活动的目标是什么？我们想在家庭活动中得到什么？我们对此时此刻团队的希望是什么？"团队预期"团体沙盘游戏让我们通过沙盘游戏的形式表达我们想要的，并通过团体互动修订出更有效的目标。

准备：常规沙具一套，沙盘（或桌子）多张。

规则：

（1）每小组 3~6 人，单名带领者带领上限是两个小组。

（2）分区或多盘下，每人用 4~10 个沙具表达对团体活动的预期，或是对自己所在的实际工作团队的预期，自己工作的切入点，等等，鼓励进行独立表达和合理暴露。成员间无需相互参考。限时 6~8 分钟。

（3）每位成员用 2~3 分钟介绍作品内容及其主要表达的主题、意图，各成员独立介绍。带领者无需立即纠正不符合团体治疗理论的团体活动预期（在下一步骤集中处理）。

（4）团体讨论，重点是成员个性化切入点、执行毅力等，同时带领者介绍团体活动的基础知识和基本原则，并修正成员的不合理预期。

说明：本模式可以在团体组建初期使用，也可以在团体活动进行到中期（指封闭式团体）时使用，以对照团体活动的发展方向。还可以在团体活动结束前再次使用，此时配合以"团体成长总结"沙盘游戏效果更佳。

讨论与解析：涉及澄清和修正团体活动预期，使团体成员初步理解团体活动原则。

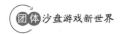

第二节
成长情商类团体沙盘游戏

1. "命运洗牌"团体沙盘游戏

意义：促进团体成员的自我认知，帮助成员更加懂得珍惜、感知幸福，以及掌握转化能力，多次进行后将有利于人格成长和生活转化。

导入：我们喜欢自己吗？我们知道自身原以为的"缺点"中蕴含着多样性的理解并且是富有变化的吗？请积极参与，你将在"命运洗牌"团体沙盘游戏中看到不一样的自己和不一样的"缺点"。从命运安排到命运转化，每个人将拿到自己人生航行的"金钥匙"。

准备：常规沙盘游戏设施一套或多套。

规则：

（1）每组3~8人。单名带领者带领上限是两个小组。

（2）成员依据平时对自己不满意的方面，在自愿暴露和不涉及个人隐私的前提下，自行选择4~5个沙具象征性代表不满意的外貌形体、个人人格、生活关系或职业生涯等。个别成员选择沙具数量的变化较大，带领者既要鼓励成员真诚参加，又应将沙具控制在3~6个的范围内。对于彻底不选沙具者，仍应继续参加团体活动，后期可在其本人同意的前提下进行个体督导。本步骤限时3分钟。

（3）每人用两分钟介绍所选沙具及相应的对本人的不满意点，带领者需维护活动氛围，使成员既不过度自我否认，又能彼此间相互支撑。禁忌取笑或攻击他人。

（4）带领者在成员不目睹（如闭眼1分钟）的条件下随机改变沙具位

置，将象征负面与缺点的沙具随机分配到其他成员面前，最终每位成员得到4~5个曾经属于他人特质的沙具。

（5）成员先用两分钟独立感悟新分配的沙具，期间从自我认知和对他人认知两个维度，重新理解新进沙具所代表的原属于他人的负面特质。带领者无需强行要求每人必需将新沙具赋予新的积极性或发展性意义，特别是在活动的初期，因为丰富多彩的转化意义更多见于团体活动的中后期。

（6）充分感悟后，每人用3~4分钟介绍所分配的沙具及其新认知。带领者需维护活动氛围，使团体成员不过度自我否认或进行过于牵强的升华，鼓励成员积极且耐心地参与呈现，且进行相互的观察学习。本步骤的重点是觉察同一个沙具在不同个体处的不同感悟之间的变化，带领者辅助参与者明白"连续活动中，团体活动后期觉察到的变化会比前期更丰富且具有更多的发展性"。

（7）小组内讨论现场觉察等，并努力引申至心理成长层次。带领者鼓励成员多觉察和学习，引导成员将心理成长导入工作、生活，并反馈回团体活动中。

讨论与解析：涉及多角度、全面而客观地认识自己，促进团体成员全面人格的成长，掌握超越和转化能力。也可涉及全面看待他人、感受团队的多样化认知魅力或向成员学习等。

本模式的变形是将呈现对象改为"个人优点及其对应沙具"，然后呈现优点的多样化认知，其心理成长目标与本模式相同。

2. "埃里克森"团体沙盘游戏

意义：多人平行指导式团体沙盘游戏模式与"埃里克森心理发展阶段任务"理论结合形成"埃里克森"团体沙盘游戏，适用于情商训练、个人及团体成长等。

导入：熟悉我们自己经过的心路历程，看一看身边的人是如何面对丰富多样的过去的，在一次次面对中能够重新面对历史，进而更好地生活在现实中。"埃里克森"团体沙盘游戏将帮助我们面见自己和学习他人，在一次次回忆再现中找到自己的心门，并迎来新生活。

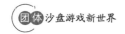

准备：常规沙盘游戏设施多套。

规则：

（1）推荐应用于同一年龄组的同质团体。

（2）每组 3～6 人，每位成员独立使用单张沙盘，设施配备一致化。单名带领者带领上限是一个小组。

（3）剔除"埃里克森阶段"的婴儿期，从显性记忆明显的幼儿期至参加人所处的心理发展阶段逐级呈现，内容为自己所回忆到的相关经历与"埃里克森心理发展阶段任务"的融合。

（4）建议将每阶段呈现内容分解成 2～3 次团体沙盘游戏活动进行，充分讨论、感悟后转向下一阶段。

（5）每一次团体活动时由带领者确定呈现的心理阶段，并说明"无需相互参照""无对错之别"等基本原则。成员使用的沙具沙型不限，操作限时 6～8 分钟，介绍用时为 3 分钟/人。

（6）成员介绍之后，进行该团体活动的核心环节——感受个性化差异，通过个性化差异升华来促进心理成长。

（7）成员间进行互动并分享感悟，然后将其导入生活。本模式可能重现一些心理情结，带领者需注意保证团体活动有效进行，必要时辅助以个体督导。

（8）带领者鼓励成员进行现场觉察和学习，引导成员将心理成长导入工作、生活，并反馈回团体活动中。

讨论与解析：涉及如何面对心理情结，如何去除心理特殊化，以及如何通过人际学习而促进成长。涉及童年负面记忆时，带领者在必要时可以介绍儿童自传体记忆的特点，进而适度干预创伤性记忆。

"埃里克森"团体沙盘游戏模式记录表如附录 1 所示。

3."我存在我负责"团体沙盘游戏

意义：充分利用自我内省与探索、团体互动与学习而促进成员在个人情商、人际交往、社会事务处理和智慧人生整合等方面有所成长。成员与团体经过呈现与觉察、修整与接纳、转化与超越 3 个阶段、6 个步骤完成团体活动，需团体成员与带领者超越活动形式去适度催化互动与成长。同时，可促进参与者提高自己处理人际关系的能力。

导入：我们每天都在经历很多事情，处理过程中会产生很多的个人观点，于是也就会产生一些与他人难以协调的结局。"我存在我负责"团体沙盘游戏为我们提供了一个放大、放慢事件进程，放宽自我视野的机会，在团体活动中我们将看到突破自我、多角度处理事件后的新认知结构，以及观察到丰富多样的他人处理模式，最终提升自我情商。

准备：常规沙盘游戏设施多套。

规则：

（1）每组 3~8 人，每位成员独立使用单张沙盘或沙盘平均二分区的其中一区，设施配备一致化。单名带领者的带领上限是两个小组。

（2）带领者或有经验的成员按以下顺序边介绍、边配以沙盘作品进行示范，限时 15 分钟（以调整夫妻关系团体活动为例）：

①我的事务和呈现是什么——在沙盘中呈现目前夫妻关系现状，可包含夫妻共同爱好、感情契合点、双方分歧、已成冲突点……

②我的策略和尝试是什么——自己应对现状的思路和行动，沙盘中呈现和他（她）坐下来沟通、谋划一次家庭旅行……

③我的觉察和思考是什么——我对于第二部分的觉察有时候有效，但沟通依旧不顺畅，旅行时依旧会吵架……

④我的修整和接纳是什么——在沙盘中呈现适应他（她）的行动，如从试图谈话说服的场面变化为支持他（她）去钓鱼（做美容），沙盘中既有他（她）脾气急躁的场景，又有他（她）平静的场景，还有双方合作的场景……

⑤我的再评估是什么——我通过沙盘场景的变化感受到这些都是常见的生活现象，并进一步发现④中的场景比②中的场景思路更开阔，但并不是完全能区分孰对孰错……

⑥我的转化和超越是什么——深入体验后，慢慢地我发现他（她）的急躁（安静）既会引发争吵，又能使全家在一次全城大堵车中依旧顺利地乘上高铁（既会平息一次"家庭战争"又会使得生日聚会少了兴奋，变得

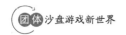

乏味），我还……

（3）参照前期示范，成员尝试独立处理自我沙盘呈现，带领者说明无需参照他人的沙盘处理，并明确表达"允许各位成员在上述 6 个步骤中呈现出理解差异、执行差异等""正是因为存在人际差异才会有团体活动中的学习对象和成长动力"。限时 15 分钟。

（4）按 5 分钟/人，成员依次介绍沙盘游戏作品呈现和心理互动，带领者鼓励坦诚和相互支持。

（5）成员就成员个性化差异等进行讨论。限时 15 分钟。

（6）成员使用沙盘呈现再次循环和尝试。限时 10 分钟。

（7）成员进行再评估和再讨论，如果尚有时间可由带领者适度催化超越意识，也可以分解到下一次团体活动中完成。

（8）鼓励团体成员在团体活动中注意观察学习与适度强化。

（9）因为每一循环用时较长，而且心理成长自有其节律，带领者需要鼓励成员努力坚持。推荐在多次团体活动中长期开展本模式。

（10）带领者鼓励成员进行现场人际觉察和学习，引导成员将心理成长导入工作、生活，并反馈回团体活动中。

讨论与解析：涉及自我认知拓展和人格成长，以及人际学习认知拓展和人格成长。

"我存在我负责"团体沙盘游戏记录表如附录 2 所示。

4. "互换共赢"团体沙盘游戏

意义：催化团体成员认识互换与共享信息的意义，促进个人成长和团队合作，催化成员在共享资源的过程中体会友谊的意义，打破定势思维，提高交流技巧。

导入：现实中个人资源有限但可控性相对较高，团队资源丰富但个人对其的可控性较弱，需要通过沟通、交换等方式才有可能有效获得这类资源。但是，个体在完成任务时，往往需要个人资源和团队资源的共同辅助。"互换共赢"团体沙盘游戏将帮助我们在沟通及资源共享训练中得以成长。

准备：常规沙盘游戏设施多套，或沙具与方桌若干。

规则：

（1）依据团体活动室的空间、沙具总数量来决定参与人数，可以多人独立进行，也可以 2 ~ 3 人组成一个小组，然后多小组共同进行。

（2）团体活动室内根据成员（组）数划分相对独立的区域，各个成员（组）只有在互换沙具时可进入他人（组）指定的区域。

（3）每一独立区域内可各自配备一张小沙盘及适量沙子（沙具另行指定派发）。条件有限时可以用小书桌、大方凳替代沙盘，或者直接在地板上完成作品，此时不再使用沙子。

（4）每一成员（组）得到完全不同的主题作品摆放任务，如四人（组）的任务分别是完成"我的中学时代的一天""未来科技城堡""一场足球比赛""救助流浪动物"等主题作品，主题任务由带领者依据参与者数量事先制定。带领者以信封等非公开形式派发任务主题，确保各参与者之间不能得知他人（组）主题的内容。

（5）每一成员（组）得到主题任务的同时领到一组指定沙具，指定沙具内包含以下构成：3 ~ 4 个与己方主题相关的沙具，3 ~ 4 个属于他方主题的沙具，2 ~ 3 个随机配备的沙具。如一成员（组）领到的主题是"农民秋季丰收庆祝"，并同时领到 9 个沙具，其中包含 3 类沙具——己方主题相关的沙具（农民沙具 2 个、水果沙具 1 个），他方主题相关的沙具（老虎沙具 1 个、大炮沙具 1 个、机器猫沙具 1 个），随机沙具（恐龙沙具 1 个、唐僧沙具 1 个、医生沙具 1 个）。各成员（组）之间禁止任何交流或参观。

（6）本步骤中，团体成员可相互观摩他人（组）的沙具，但不允许交流各自的任务主题，只可以非言语表达。该环节的操作的指导语是："每个成员（组）使用指派沙具中相关沙具，或与其他成员（组）一对一互换沙具（互换的意义是找到符合本组主题、却在他人处的沙具，同时在互换中消化、重新处置随机沙具）等，完成指定主题的作品，最终自认为无明显缺漏或多余沙具"。限时 10 分钟。

（7）每人（组）用两分钟，各自介绍作品，介绍内容应涉及每个沙具

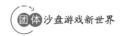

如何使用，以及相关的主题与角色。

（8）团体评选出沙具与主题最为符合的优胜成员（组）。

（9）进行团体讨论，并鼓励成员将成长收获导入生活。

（10）带领者鼓励成员进行现场人际觉察和学习，引导成员将心理成长导入工作、生活，并反馈回团体活动中。

讨论与解析：涉及个人取舍、沟通策略、互换技巧、目标达成完整度、生活感悟等。

"互换共赢"团体沙盘游戏记录表如附录3所示。

5. "互换共赢"团体沙盘游戏附加模式

意义、导入准备和讨论解析与"互换共赢"团体沙盘游戏相同。

规则：

（1）每组2~5名成员，一个小组使用一张沙盘。先按照小组人数将沙盘均分，每位成员使用一个分区。单名带领者带领上限是一个小组。

（2）每位成员得到不同的主题任务，具体要求与"互换共赢"团体沙盘游戏的第四步相同。

（3）成员独立、自由地选取沙具完成作品，沙具数量不低于预计的交换数量（见第四步），过低时由带领者指导其增加。限时10分钟。

（4）若有两名成员时，双方直接一对一互换沙具；若为3~4名成员时，带领者指导成员按顺时针（或逆时针）顺序，每名成员接受前一名成员的沙具，然后交给下一名成员同等数量的沙具。为保证交换沙具时的场面秩序，建议逐人次地轮流交换。每人需要完成的交换数量是每位成员实际使用沙具的平均数的1/3~1/2（如5~10个沙具），这便意味着带领者首先计算平均沙具数，同时指导实际使用沙具数过低的成员适度增加沙具。对于沙具数量不足以交换，又拒绝增加沙具的成员，带领者说明按"团体面对—本人处理—活动后督导"的顺序进行处理。交换时，每个沙具只参与一次互换，不允许一个沙具多次在多人间传递。不建议交换双方协商是否愿意交换某沙具、指定交换某沙具或拒绝接受某沙具。

（5）完成交换数量后，成员保持自己的主题不变，重新赋予沙具角色，再次完成作品，不得遗漏、忽略、有意隐藏沙具等，也不得出现无明确角色的闲置沙具。

（6）各成员介绍自己作品，介绍内容应涉及每个沙具如何使用，角色是什么。

（7）团体评选出沙具与主题最为符合的成员。

（8）团体讨论（如沟通技巧、资源共享、超越认知定势等），鼓励成员将成长收获导入生活，并反馈回团体中。

本模式的变形之一：将第二步改为自由命题，带领者需要掌握每个成员的自选主题，并在开始操作之前确认以下几方面：①成员间并不悉知他人主题；②带领者需要避免各个主题过于相似；③产生相似主题时需再次选题，直至差异明显；④各个自定主题应尽量具体化。

本模式变形之二：将第三步的自由选用沙具改为按指定数量选择沙具，此数量是预计交换数量的2～3倍。既可以按倍数具体指定数量，也可以按倍数指定为数量下限，上限数量由成员依据沙盘空间自行观察确定。

本模式变形之三：将第四步的按顺序轮转沙具改为一对一自由交换，需要指定交换数量，此数量要求见第四步。

6. "破旧立新"团体沙盘游戏

意义：催化团体成员对如何面对未知和挑战、尝试新模式或延续旧模式、是否珍惜当下、勇于创新并为创新负责等的内省，以及感悟紧迫或宽松时如何选择、如何超越舍与得等。

导入：我们每天都在经历复杂多变的现实世界和内心取舍，如何让自己在选择、取舍等过程中受到的影响相对较低呢？请积极参与今天的"破旧立新"团体沙盘游戏，努力内观与感悟，并最终导入生活，这将会对我们的生活质量产生积极影响。

准备：常规沙盘游戏设施一套，单盘或多盘。也可简化为方桌和普通玩具。

规则：

（1）6～8人共用一套沙盘设施，也可以多盘平行进行，每位带领者最

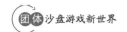

多带领两个小组进行活动。

（2）沙盘（或方桌）中心区域空出备用。每位成员选择一个象征自己的沙具及一个自我认可的搭档，即每人只可选取两个沙具，如女孩和宠物、亲密师徒等。沙具依据型自由决定。选沙具环节限时3分钟。沙具依据成员位置而环中心区摆放。

（3）各成员逐一讲述搭档间关联或合作内容，每人1分钟。

（4）本步骤不进行言语表达和交流。象征成员自己的沙具不动，搭档类沙具集中放入中心区域。

（5）待全体搭档类沙具放入中心区后，每位成员从搭档沙具中选择一个不是原搭档的新沙具作为新搭档，与象征自己的沙具组成一对新组合。带领者在本步骤中要强调选择新搭档时速度应尽量快，以免不能找到合适的沙具。

（6）每位成员观察新组合1～2分钟后，介绍新搭档组合是如何延续原合作主题的，应尽量完成原关系核心要义、原搭档重点特征和原任务关键主题的重现。每位成员的新描述是否符合原主题，由余下的成员表决决定，被大多数成员否决的描述需要重新进行，直至合格。如果连续被否决两次，则当事人可以邀请全体成员共同面对，但最后一次描述必需由当事人完成，禁忌替代、防止依赖。如此设置，意味着每位成员对新搭档的陈述无时间限制，但本环节的团体总时间固定为20～25分钟，避免疲劳。当团体进程中出现个人时间与团体时间相冲突或个人表达与团体标准相冲突时，要求全体成员共同面对。

（7）在时间充裕、团体允许的条件下，带领者导入本步骤任务。每位成员用两分钟时间，自由创新新组合的新任务。一轮新任务表述结束后，每位成员再用两分钟时间介绍对新旧搭档的不同主题、任务间差异的觉察，从而表达自己对搭档变化后的团体现场改变的认知、情绪等。

（8）分享感悟，团体讨论（如觉察到的自己和他人的应变能力，感受到坚守传统的幸福和艰辛等）。

（9）带领者鼓励成员进行现场人际觉察和学习，引导成员将心理成长导入工作、生活，并反馈回团体活动中。

本模式的原规则（尤其是第二、第三步的要求）较为宽松，多适用于普通班级活动、普通团体破冰等侧重于放松或教育应用的场合。如果用于侧重于咨询、成长、治疗等深度需求的团体活动，则需要做以下变形。

成员选取第一个沙具时，该沙具需要与其本人有紧密关联（高度相似或明显投射等），且给第一个沙具选择搭档时必需达到两个沙具因故事细节或核心主题等而具有其他任何沙具都无法替代的地位。高关联性需要在介绍沙具搭档时接受全体成员的审核，带领者也有权剔除关系过于松驰的搭档组合。

例如，一位成员选择了与自己自卑性格类似的一个弯腰低头的男性沙具，其搭档是当年带他走出人格困局的一位老师，该成员介绍具体关联后，全体成员认为符合"不可替代性关联"的要求。另一位成员选择了一只兔子，配以胡萝卜沙具为搭档，如此宽松的关联性被团体否决（因为兔子还有很多其他喜欢的食物），因此该成员需更换组合，直至通过团体审核。"不可替代性关联"的设置是为后期团体触动和互动进行的铺垫。

但是，过于不可分割的沙具搭档将影响团体活动，因为搭档关系的紧密度与心理触动间呈倒"U"形关系。

变形模式中不再强调新组合的任务创新，而是突出团体成长性讨论。

讨论与解析：讨论内容会涉及对合作双方契合度的认知、对原组合的珍惜、组合变化后的新鲜感或落差、坚守信念或勇于做出改变的收获等。因为事物存在两面性，所以新的选择或变化也就蕴含着多种可能，带领者需要开放式地引导团体讨论，过于保守或过于激进均不适宜。

7. "人格多棱镜"团体沙盘游戏

意义：通过对沙具象征所投射出的人格特征的连接和感悟，以及进一步在团体讨论中感受对于象征理解的差异性、人格特点的多向性、认知判断的个性化等，完成对人格构成的呈现与觉察、修整与接纳、转化与超越。

导入：我们每个人的自身人格中都充满各种特征，通过"人格多棱镜"团体沙盘游戏，可以了解自己的人格构成，每个特点的多向性，从而

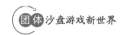

超越以往对自己人格特点的评判，推衍出对外界人与物的超越心态，进而影响个人定位、实际生活模式、人际关系等。

准备： 常规沙盘游戏设施的沙具一套，单盘或多盘。

规则：

（1）2～8人共用一张沙盘，人数较多时可分组多盘平行进行，单名带领者只带领单小组。

（2）依据成员人数负相关地确定每人自由选择的沙具数量，以沙盘空间能够适宜容纳为准，如8人团体时每人选择4～5个沙具。整体而言，每人沙具数不宜超过8个，数量过多时会干扰成员间记忆和象征意义的呈现。

（3）将所选沙具放置在成员面前，逐一介绍每个沙具所对应的自身人格构成，全体成员认真倾听。为强化关注、倾听效果，本步骤可增加一个技巧——每位成员介绍自己的沙具前首先复述前面1～4位成员沙具对应的内容（需要复述成员的数量由带领者根据成员所选沙具的数量现场决定，沙具多时减少人数，风格偏于激进的带领者可以少考虑沙具记忆难度而采用记忆风暴的模式要求复述更多成员的沙具）。总时间不超过15分钟。本步骤的核心任务是完成自己所选沙具与自我人格间的初步关联和意识化，即自观人格。

（4）完成一轮自我介绍后，成员按时针顺序或随机地选择介绍对象，或通过一对一组合的方式确定对象。成员介绍自己对他人沙具的象征意义的感悟，如1号成员介绍3号成员所选6个沙具对应于自己（指1号成员）的什么人格特点。每人用时3分钟。本步骤的核心是成员借助他人沙具感悟自我人格特点，即扩大自观人格范围，同时拓宽沙具代表的人格存在。

（5）介绍完他人沙具对应于自己的人格特点后，继续介绍自认为的其他成员本人的人格特点，即直接通过语言在意识层呈现人格特点。带领者需处理好此处潜在的风险性，如个别成员可能会以带有评价色彩的语言表达对他人人格的认知（笔者建议该环节不宜用于团体活动初期）。每人用时3分钟。本步骤的核心任务是成员通过他人的语言表达而对自我人格进行感知，即他人觉察自我人格——镜我。

（6）完成前述指定介绍后，成员自由选择沙具（自己的或任意他人的）介绍对应的人格特征（自己的或他人的），团体活动初期和成熟期的不同推进深度参照上一步骤。为丰富团体呈现，带领者可以给每人指定任务，或规定每位成员需要表达 2 ~ 3 分钟。

（7）成员间就多向互动后对人格特征的认知进行交流，尤其要关注经过团体互动催化后对于人格特征认知的变化之处。

（8）团体讨论如何将人格特征的多向性应用到生活、人际交往中，带领者需着力催化本步骤。

说明：本模式中，第四步可以与第五、第六步调换顺序。

讨论与解析：讨论内容涉及多面性认知人格、成员相互学习、觉察个人存在价值、本人和外界对人格价值的差异性认知、觉察自身独特性，等等，带领者需鼓励成员不拘泥于团体活动的形式和细节，通过升华团体感悟来达到活动目的。

8. "绝境求生"团体沙盘游戏

意义：探索个人处置紧急情况的模式，觉察特殊环境下的内心想法和真实预望，兼顾探索每人的选择和坚持的意义。

导入：我们每个人都会遇到诸如紧急、迷茫、无助等各种考验独立性的时机，如何觉察自己的人格、情结及处置模式呢？"绝境求生"团体沙盘游戏活动将提供一些觉察机会，请大家真实、积极地参与其中，体验并分享、讨论内心收获，进而导入自己的生活。

准备：常规沙盘游戏设施一套，也可准备多套设施供多个团体同步进行。

规则：

（1）本游戏属于想象环境，虽然想象创造的真实性不是核心因素，但却会影响团体活动的效果，因此，带领者需要先运用想象力测试筛选成员，将想象力过弱者、过于低暗示者、过于理性者剔除。同时，对于易受恶劣环境的焦虑、恐惧氛围暗示的成员需做好心理保护准备。活动结束后，带领者必需下达想象结束、本次心理成长活动结束的指令，以保护所有参与者。

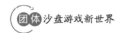

（2）3～6人共用一盘进行，人数较多时分组进行。

（3）在标准黄沙的沙盘内设置沙漠迷途危机背景，每位成员自由选择一位人物沙具代表自己并放入沙盘，沙具的人物类型、位置等无要求。带领者负责指导成员完成任务——成员通过讨论将盘中的人物沙具组成一个团队，有角色分化，并有利益及友情（亲情）关联。若各人物沙具关系过于松散，则继续本步骤，直至各人物间发生较强关联。

（4）待沙盘中遇险的团队组建完成后，带领者指导："每人可选择沙具作为自己的逃生用品。"然后开始下一步骤。

（5）第一轮选择——自由逃生。成员凭借自我判断选择逃生沙具。每人配额3个，现场没有对应的沙具时，可临时制作或用其他沙具替代。选择沙具环节限时5～8分钟。沙具选择完毕后，团体讨论所有沙具如何使用，并讨论每个沙具分别对成员本人、对整个团队逃生的意义。常见现象是出现重复救生用途的沙具，此时，应带领成员讨论重复救援的成本与效率，可适度引申到对生活中各行其是的做法的讨论。本步骤总限时15分钟。

（6）第二轮选择——团队逃生。带领者指导每组成员选出救援队长、救援顾问、沟通者、实施者等角色，组成自救团队。团体小组按小组人数的两倍选择逃生沙具。缺少的沙具可临时制作或用其他沙具替代。沙具选择完毕后，团体讨论沙具如何使用，并讨论每一个沙具对成员本人和整个团队逃生的意义，以及团队工作与效率、成本的关系。本步骤总限时15分钟。

（7）指导成员清空沙盘，将所有沙具放回沙具架。

（8）备用活动——标准逃生。团体小组对照标准野外逃生手册所建议的物品进行讨论，重点是前两轮沙具是否满足基本逃生需要，与专业用具清单的差异。本步骤需要应对好个别成员的过度外归因（纠结于实际沙具中不含有某些标准逃生用品），带领者需逐步将发生的外归因阐明并引导该成员回归团体心理活动。导入备用活动的主要目的是在团队逃生感悟基础上，帮助成员更加有效率、精益求精地面对困境或普通生活。本步骤总限时10分钟。

（9）讨论个人角度自由逃生准备、团体合作角度逃生准备、专业化逃生准备的差异所体现的心理学意义及个人感悟。

（10）团体自由讨论，带领者仅将讨论内容引导在心理学范畴之内即可，如籍由团队逃生中成员亚分工意义展开讨论，具体内容不予干预。

（11）带领者下达"想象结束、本次心理成长活动结束"的指令，以确保所有参与者回归现实。同时，带领者鼓励成员进行现场人际觉察和学习，引导成员将心理成长导入工作、生活，并反馈回团体活动中。

本模式的变形是进行自由逃生和团队逃生两个阶层，同样可以产生心理成长、重视团队合作等效果。

进一步的变形为在团体成熟后导入团队建设主题，同时考核该团队组织构架的规范性。具体操作为不再进行自由逃生，直接开展团队逃生。通过团队讨论，在带领者的指导下将团体成员划分为领导、中层、基层人员三类，并进行分工，开展任务讨论，解决冲突，最终完成任务。带领者对该过程进行考核。在后期的活动中，也可由成员代替带领者进行考核，或小组间相互考核。通过这种方法，可以训练团队的组织建设能力。

本模式还可以变化为孤岛、荒野或丛林等多种危机情形（以适当的沙型、沙具为配合效果更好，如聚拢的沙堆代表荒岛、大量树木代表丛林）下的逃生，以推动成员互动为核心，增进团队凝聚力为目的，活动形式无绝对限制。

特殊案例说明：在一次进行到团体结束期的本模式活动中，出现了部分成员不愿意逃生、宁愿留在沙漠（或孤岛）处的现象。活动进行中，带领者不要打断并催促成员必需逃生，以尊重成员集体决定为宜。该次活动结束后，带领者需要引导全体成员对"不逃生"现象进行讨论。例如，本特例是与团体结束期的分离焦虑、拒绝分离相关，清晰化的讨论有利于成员明确原因、获得成长。

讨论与解析：内容涉及特殊条件下个人情结处理、潜能激发、信任人性、能力展示，以及个人局部观与全局观探讨、接受专业化学习、接纳自身局限、善于使用专业资源等。

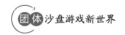

9. "我之初心"团体沙盘游戏

意义：通过游戏使成员感悟自己追求的目标、达成策略、阻力和动力，以及如何评判自己是否达成目标，如何走出既往经验而面对未来，达成目标过程中有无更有意义的事物等。

导入：沙盘空间兼具虚拟性和真实性，在这里有没有自己预期或想要的位置呢？如果在沙盘内有一个你想去的位置或想接近的物品，我们就行动起来，做到既努力达成目标，又不失去与朋友们（沙具代表）的联系。在活动结束时我们来分享感受，感悟目标达成过程中的收获。

准备：常规沙盘游戏设施一套，一根有一定弹性的细绳（如松紧绳），长约 1~1.5m（长度与参加人数正相关）。

规则：

（1）每组4~8人，以空白盘作为背景。每位带领者最多带领两个小组进行活动。

（2）成员独立选取代表自己的一个沙具（不限类别）放入沙盘中，然后由成员手拿自己的沙具在沙盘中自由移动直至带领者发出停止移动的信号，不允许原地不动的等待停止指令。带领者发出停止指令后，成员保持自己的沙具停留在当前位置。

（3）本步骤中不允许言语及非言语交流。每位成员开始在沙盘中选择自己和（或）认为沙具想去的位置，带领者鼓励成员抛开外界影响而自由选择。

（4）带领者逐一确认每位成员是否已选定目标位置（只需确认是否选定，无需明示）。得到全体成员肯定性的回复后，带领者使用弹性绳将每人的沙具逐一相连，注意以下要求：每个沙具只需与最近的两个沙具相连；不能因每一个沙具连线过多（与两个以上沙具同时相连）而形成无法移动的"死网"；沙具间的弹性绳需张力适中，给下一步沙具的移动留出适度空间；连线过于宽松时会使下一步骤的操作失去意义。

（5）在确认每位成员的第四步内容完成后，带领者发出指导语"虽然弹性绳会使我们与同伴相连，但请各位努力移动自己的沙具去接近心目中的目标位置，同时不进行言语交流。"鼓励成员努力靠近预期定位。已经到达者努力维持此位置，未能到达者继续尝试，理论上无法到达者内省自身。结束后鼓励成员坦诚说明是否到达，避免掩饰。

（6）经努力，出现有成员达成目标，有成员距离目标尚远，有成员做出其他选择等现象。每位成员介绍自己目标的达成情况，并分享感悟。

（7）团体讨论目标设置与现实取舍、动力与阻力、坚持与变通等。

（8）带领者鼓励成员进行现场人际觉察和学习，引导成员将心理成长导入工作、生活，并反馈回团体活动中。

本模式变形之一：第一步中空白盘改为限时共识性沙盘为背景。限时共识性沙盘是带领者不干预主题设定，由成员每人选择 2 ~ 4 个沙具（不适用套系沙具；每人所可选沙具数量与团体人数负相关；沙具总数保证沙盘空间不拥挤即可，可以比较稀疏），然后共同讨论完成的沙盘作品。每位成员在共识性作品中选择一个能够代表自己的沙具，后续弹性绳串联、移动等步骤相同。

讨论与解析：讨论内容可能涉及目标选定、执行与修订，以及与此相关的心理过程及情绪等，也可涉及超越目标的成败，关注努力过程或个人努力等。带领者注意引导成员理解与执行"活动形式服务于心理感悟"的原则，交流内容要由游戏本身升华到现实导入及变化。

10. "趣味比试"团体沙盘游戏

意义：觉察优与劣、拥有与失去等的相对性，多角度观察自己和身边人的人格、能力、优势和缺点，从而培养全面认知和客观面对事物的能力。

导入：生活中将自己同他人比较是常见情形，如何在比较之中得到心理成长却是不易。生活中的心理不平衡，多是受到心理预期、参照物的影响，并长期干扰着人们的客观认知。"趣味比试"沙盘游戏提供了一个新的角度，使我们学会全面而客观地认识人与物，真正懂得"尺有所短，寸有所长"，最终使人们平和相处。

准备：常规沙具一套，沙盘或桌子多张。

规则：

（1）团体成员平分为两组，每组选出参与比试的队员，或两组间成员

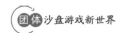

一对一比试。

（2）每人按指定类别自由选择沙具（如每组成员统一各拿人物沙具两个，或是统一各拿交通沙具两个），以保证每对比试者之间的沙具属于理论上可比的同一类别。

（3）带领者依据沙具类别公布对比项（选自事先已经拟定的对比项目库），常见比对项目如（以人物类沙具为例）：①比长——手臂、头发、腿；②比短——头发、手指、上衣；③比大——手掌、年龄；④比小——鼻子、脚、鞋；⑤比多——扣子、饰物、手持物；⑥比少——扣子、衣服；⑦比高——身高、帽子；⑧比低——鞋帮、双手下垂位置等。如果发生所公布的比试项目在双方沙具中均不存在的现象，则记为双方0∶0。只要有一方存在比对指征即可计分。

（4）双方比试结束后汇总小组得分，并关注得胜概率（如果只有1~2对成员参与比试则省去此步骤）。

（5）团体讨论在比试中觉察到的感悟，如换角度后比试的结果可能充满不确定性，每个事与物均有所长也有所短，等等。

（6）团体活动的重点是将团体活动中的收获真正应用到实际生活中，并鼓励能力较强者超越"二元"的明晰对立。同时，带领者鼓励成员进行现场人际觉察和学习，引导成员将心理成长导入工作、生活，并反馈回团体活动中。

讨论与解析： 团体感悟内容勿纠结于某个沙具能否参与比试，解析的重点是导向事物均有优与劣，在不同标准、不同参照情形下优、劣可以互换，生活中看待人、事更需要避免使用尖锐对立的眼光，只有如此，方能摆脱"一元化"的漩涡。

11. "超越自我"团体沙盘游戏

意义： 团体活动的意义是感悟目前所现实拥有的，鼓励成员尝试珍惜或面对当下，同时尝试处理因舍去某事件而唤醒的人际关系记忆或情结，还可以训练成员的选择能力、尊重他人的能力。

导入： 我们是否计算过我们拥有多少现实的幸福？以及是否明了我们

还有多少没有实现的梦想？人类需要通过设置预期来作为生活支撑，但心理学又告诉人们"需要的满足永无止境"。在追求心理健康和生活幸福的路上，人们如何在珍惜拥有和努力舍去间达成平衡呢？超越自我团体沙盘游戏提供给了一条思路，虽然不是唯一且完美的答案，但能够触发我们的深度思考。

准备：常规沙具一套，沙盘或桌子多张。

规则：

（1）本游戏的逃生救助环境属于想象环境，成员的想象能力会影响团体活动效果，故带领者需首先筛选成员的想象力，将想象力过弱者、过于低暗示者、过于理性者剔除，同时帮助易受危机环境的焦虑或恐惧氛围暗示的成员做好心理保护。活动结束后，带领者必需下达"想象结束，本次心理成长活动结束"的指令，以保护所有参与者。

（2）参加者两人以上，人数上限依所需沙具的数量而定，如具有足够多某类沙具时可允许数十人参与活动。超过 8～10 人时需要分组，并由不同带领者分别带领活动。带领者需提示成员独立参与后续活动，如果相互参考将降低心理触动并减少收获。

（3）每人选择代表自己心目中 5 项重要内容的沙具，如代表 5 个人物（或 5 件事、5 件物品、5 项荣誉、5 项人格等）的 5 件沙具，每次活动时所选沙具的主题和类型需统一（余下类型可在后期多次团体活动中选择）。

（4）每次团体活动选择一个主题方向，逐一去除沙具直至剩余最后一个，去除的沙具不能由本人保管，需交给带领者或放回沙具架上。带领者需要在每次去除沙具时营造一定的紧张、焦虑或难以取舍的氛围，以辅助催化内心感悟，此处催化是本活动成败的关键。如带领者可以配合低沉音乐，同时给予去除珍爱沙具的指导语"身不由己的危机来临，我们现在必需将 5 位中的一位推出怀抱，他将跌入大海深渊，并且将永远地离开我们"；又如可配合欢快音乐，同时给予去除厌恶类沙具的指导语"奇迹来临，我们可以甩掉一件我们厌恶至极的事情"。带领者必需把握去除沙具的节奏，保证成员在每次去除沙具时有足够时间处理内心反应，过快的、流于程序的完成 4 轮沙具去除将会导致团体活动失败。本步骤的核心是带

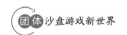

领者指导成员逐一去除有象征意义的沙具，并催化成员在每轮（共4轮）去除时充分感悟。

（5）指导成员清空沙盘，将所有沙具放回沙具架上。

（6）带领者首先处理上一步骤中可能产生的过强情绪，然后导入团体交流感悟步骤，鼓励成员间进行分享。

（7）带领者引导团体成员懂得最终任务是将团体收获真正应用到实际生活中，能够客观看待现实中的喜或悲。

（8）带领者下达"想象结束，本次心理成长活动结束"的指令，以确保所有参与者回归现实。

讨论与解析：团体讨论内容涉及珍惜当下、学会取舍和尊重个性化决定等，同时鼓励成员讨论如何借助团体活动培养开放性、多元化的接纳人与物的能力。

12. "救助清单"团体沙盘游戏

意义：通过设置特殊情形呈现所救助对象与成员人格之间的关联，附带呈现成员人性价值取向，最终通过中立性接纳、团体讨论与互动等影响成员心理状态。

导入：俗话说："患难见真情。"其含义之一便是危机时刻能够投射人格特征，并通过后期内省、学习等进行人格调整。"救助清单"团体沙盘游戏通过活动呈现了成员的人格特征，以及成员在特殊时刻的认知和行为模式，请各位成员尽量真实地参与活动。

准备：常规沙具一套，可适度增加人物类沙具，沙盘或桌子多张。

规则：

（1）本游戏的逃生救助环境属于想象环境，成员的想象能力会影响团体活动效果，故带领者需首先筛选成员的想象力，将想象力过弱者、过于低暗示者、过于理性者剔除，同时帮助易受危机环境的焦虑或恐惧氛围暗示的成员做好心理保护。活动结束后，带领者必需下达"想象结束，本次心理成长活动结束"的指令，以保护所有参与者。

（2）4~8人共用一张沙盘进行，人数较多时分组多盘平行进行。

（3）带领者设置想象场景，如飞机即将坠毁（或轮船即将沉没等），只有8个单人降落伞，目前乘客沙具（包含强者与弱者、实用者与理想者、不同道德水平者、个人喜欢和厌恶者、食肉动物和食草动物等）有20个，这也就意味着只有8个生命有机会获救，带领者说明每一位成员自行决定谁能获救。带领者或团体助理在沙盘中呈现出对应的20个沙具，如代表强者的成年男性、军人等，代表弱者的患病小孩、孕妇等，代表实用者的医护人员、户外生存教练等，代表理想者的诗人、歌唱家等，代表道德高尚者的模范工人、教师等，代表道德负面的强盗、小偷等，以及羊、兔、猫、虎、狼等动物。另外，需要根据提前对成员进行的调研，提供属于个人喜好性质的3~4个沙具（全部20个沙具中总共准备3~4个，不可为每个人准备3~4个）。

（4）带领者强调本步骤的意义属于心理学和心理健康范畴，不涉及普通道德意义的是非对错，鼓励成员坦诚参与和表达。同时，带领者重申保密原则和必要时的自愿督导策略。每位成员独立选择并且列出8个愿意救助对象的清单，而不要将相应沙具拿到自己身边。成员间无需相互参照。

（5）指导成员清空沙盘，将所有沙具放回沙具架上。

（6）成员逐一公布自己的救助清单，并简要介绍理由，带领者维护坦诚、真实的氛围，特别是涉及隐私或过于强烈的情结时需及时干预，直至择期再进行心理内容公开。

（7）团体内讨论、交流自我人格、价值投射，以及团体活动中觉察到的他人投射及他人处理模式。多组时可进行组间对照。本步骤的核心任务是成员内省以觉察和修整、超越自我特点，勇于在团体中成长。

（8）带领者下达"想象结束，本次心理成长活动结束"的指令，以确保所有参与者回归现实。

（9）带领者鼓励成员进行现场人际觉察和学习，引导成员将心理成长导入工作、生活，并反馈回团体活动中。

讨论与解析：带领者需要注意在本活动中遵循心理学原则，以关注是否存在心理学角度的反社会行为投射为底线，勿将价值类理念及灌输教育置于过于突出的位置，若过于利用本活动达成其他目的，则会存在利用心

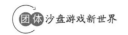

理团体活动、伤害团体关系、破坏团体凝聚力等可能。

讨论中要突出对人格特点的觉察及努力调整情况，以团体互动中成员间的社会学习为着力点。还可以引导成员注意做好身边的可行之事，接纳理想与现实的差距，懂得热爱生命等，此要点对应的原因是危机时能够营救的不一定就在身旁，现实的危机现场与团体活动想象场景间尚存在巨大差异。

13. "危急关头"团体沙盘游戏

意义：通过设置危机发生时限量抢救情形呈现救助对象与成员人格、人性价值取向之间的关联，使成员感受团体的中立性接纳与多样化呈现、去特殊化觉察等，以及通过团体讨论与互动等使成员的心理状态有所成长。

导入："危急关头"团体沙盘游戏的规则为限制性抢救危机中的沙具，以此促进成员觉察人格特点。该活动的第二轮抢救是限制性抢救最近的沙具（即抢救最有可能成功的沙具），帮助成员学会面对诸如"抢救同时落水的妻子和母亲时谁优先"的困惑，催化成员情商的提升。

准备：常规沙具一套，沙盘或桌子多张。

规则：

（1）本游戏的危机抢救环境属于想象环境，成员的想象能力会影响团体活动效果，故带领者需首先筛选成员的想象力。建议将想象力过弱者、过于低暗示者、过于理性者剔除，同时帮助高想象力、易受危机环境暗示的成员做好心理保护。活动结束后，带领者必需下达"想象结束、本次心理成长活动结束"的指令，以保护所有参与者。

（2）4~8人共用一张沙盘进行，人数较多时分组为多盘平行进行。

（3）带领者或团体助理在沙盘中摆放出成员人数3~4倍的各类具有生命特征的沙具，以人物类（含真实人物与非现实人物，二者可按7：3比例备用）、动物类（含真实动物与非现实动物，二者可按7：3比例备用）等较易与人类建立情感关联的沙具为主，其他沙具（含有生命体沙具，如植物，以及无生命沙具，如汽车、建筑物等）为次。建议参照人物类：动物类：其他 = 6∶3∶1 的数量比例选用沙具，各类别沙具在沙盘空间上以均匀分布为宜。

（4）带领者引导成员想象沙盘内发生灾难，每个人只能依据个人需要或愿望救出 5 个沙具代表的对象，此时可辅以紧张节奏的背景音乐，但不可过于催促成员。鼓励成员独立操作，将所救沙具放在自己身边，告知成员无需参照他人。带领者还需要说明当发现自己准备抢救的沙具被他人先行救走时可以选择下一救助对象，或放弃该救助配额。

（5）第一轮抢救结束后做好抢救名录登记，然后指导成员将所救沙具放回沙盘中的原处。

（6）带领者再次引导成员想象沙盘内灾难卷土重来，成员需要展开第二轮抢救。此时，团体规则变化为只能抢救离自己最近的 5 个沙具，且当与临近成员有重复抢救的沙具时，不可放弃抢救配额，带领者观察成员如何变通及应对。结束后做好抢救名录登记。

（7）指导成员清空沙盘，将所有沙具放回沙具架上。

（8）带领者引导成员关注两轮所救对象清单的比对，觉察两轮抢救的得与失，帮助成员在面对现实、做好尽力而为的事情等方面有所成长。

（9）自由讨论，带领者鼓励成员进行现场人际觉察和学习，引导成员将心理成长导入工作、生活，并反馈回团体活动中。

（10）带领者下达"想象结束，本次心理成长活动结束"的指令，以确保所有参与者回归现实。

讨论与解析：带领者可将讨论重点关联在救助对象与成员人格、人性价值取向之间的投射，以及鼓励成员表达对团体的中立性接纳与多样化呈现、去特殊化的觉察等方面。此外，结合第二轮抢救帮助成员学会面对如何最有效地进行抢救时的困惑，最终帮助成员学会在紧急情况下勇于决定、敢于负责、不被后悔纠缠。

14. "生命时钟"团体沙盘游戏

意义：通过团体活动深入认识时间前行、生活态度、适应环境、改造主观心理等的意义，在浓缩的沙盘生命历程中感悟人生，逐步建立面对人

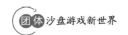

生的态度，达成人格层次的幸福。

导入：引导成员再现曾经的人物与事件，在个体催化与团体互动中重新认知历史，在历史"发展与变化"的特点中感悟对与错、大与小、利与弊的转化，并在后期导入到对于未来生活的展望中，在前期哲学式感悟中体验未来生活，并适度与他人互动。

准备：常规沙盘游戏设施一套，单盘或多盘。

规则：

（1）每人使用一张沙盘，故参与人数依沙盘游戏室沙盘数量而定。单名带领者最多同步带领6人。每一套沙盘设施的沙具数量、种类不必统一。

（2）单盘内划分区域，建议划分为右上（早期记忆事件呈现区）、右下（中期记忆事件呈现区）、左下（中期记忆事件呈现区）至左上（近期事件呈现区）顺时针方向的4个分区，具体分区数量由操作者本人依据需要呈现的事件的数量处置，上限是九宫格。

（3）按事件发生时间的先后，将其呈现在各分区内，沙具、沙型的种类与数量由成员自由选择，带领者负责"鼓励其呈现"，而不能"强行要求其必需呈现"。带领者鼓励成员按时针顺序至少呈现3～5个重要事件。成员独立完成，不相互参照。此步骤约15～20分钟。

（4）团体呈现之前带领者必需建立"不攻击、不取笑、尊重、积极关注"的团体活动氛围，然后鼓励每位成员介绍自己的沙盘呈现。

（5）团体讨论，例如共情式倾听某成员的事件，然后关注他的坚持或悲恸，分享某位成员的快乐，探讨他人的某事件对自己记忆的触动，学习某成员勇于呈现时的成长态度等。

（6）带领者鼓励成员进行现场人际觉察和学习，引导成员将心理成长导入工作、生活，并反馈回团体活动中。

本模式的变形之一：一人多盘进行，在3～5张沙盘中按顺序呈现事件，相对于前文所述模式更加放大细节和具体化，但这种变形容易受到沙盘数量的物理条件限制。此种变形模式下，单名带领者同步带领的人数应更少，可以演化为单人指导式沙盘游戏。

本模式的变形之二：在沙盘内将顺时针方向改为一条直线进行，在标准沙盘的内部长度为72cm的线段上从左至右呈现"生命线"。此变形的优势是场面更加简洁;劣势是每一事件的沙具使用较为受限,但有时恰恰是较为模糊的呈现可以为后期超越性感悟留出空间。若将沙盘改为长方形桌子(如课桌),沙具使用受限的情形可有改善。直线段也可以改为"S"形曲线,成员自由地将所呈现的事件在曲线上串联。

本模式的变形之三:团体初期可以偏重于呈现既往事件,到了足够心理转化的团体活动后期,再侧重于呈现未来生活及应对。也可以将沙盘内分区划分为历史、未来两个部分,进而分别呈现。对于该变形模式中团体活动的推进速度的态度,与带领者对心理、人格成长的节奏的把握相关,一定程度上投射着带领者的人格特征。

讨论与解析:团体讨论内容涉及广泛,从勇于坦露内心世界、面对压抑事件、重新认知自己、超越对错纠结到帮助他人走出历史等。带领者负责建立有利于团体呈现的接纳、尊重、真实氛围,更多个性化感悟与呈现可交由富有潜能的成员进行。

15. "寻觅知音"团体沙盘游戏

意义:非言语途径是人际沟通、表达的重要途径,具有真实度高、间接表达等特点,本游戏通过沙盘作品的呈现来促进人际交流,同时兼具处理内心(情结)的作用。本活动形式可用于团体心理活动专业领域,也可用于班级活动、交友相亲活动等大众情形,具有较大跨度。

导入:日常生活中人们多是通过言语介绍、间接信息收集等方式认识他人,而直达内心世界的现场共感却是人际交流时所最渴望的,如现场联谊会、共同参与户外游戏等过程中交流的可信度远高于中间人介绍、网络交友等。"寻觅知音"团体沙盘游戏通过真实呈现内心来达到交流效果。

准备:常规沙盘游戏设施多套。

规则:

(1)参与人数4~5人以上,上限与沙盘设施的数量正相关。超过8~10人时需要分组,并由不同带领者分别带领活动。

(2)单张沙盘二分区(每位成员独立使用一个分区)或多盘(独立使

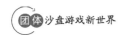

用一张沙盘）平行进行，成员自由完成作品，或根据内心最优先的主题选择8～12个沙具，然后再独立完成作品。成员逐一介绍作品，通过沙盘呈现寻找趣味相投的知音。带领者注意处理过于强烈的情感呈现或严重情结外显的可能。

（3）如果第一轮未能觅得知音，则该成员按自定顺序改用下一备选主题完成作品，介绍作品、寻找知音，具体要点与第二步骤类同。

（4）总轮次数量无明确限制，带领者需要说明以下要点：寻觅知音过程总时间不超过50～55分钟，不能因长时间寻觅而挤占后期讨论的时间；团体内最终不出现"落单"成员；每位成员在寻觅过程中尝试学会"不完美"，不必为自己寻求一位全部人格均契合的知音；一旦觅得知音后，不能在后续轮次中更换对象，即每位成员只有一个"知音名额"；可出现多名成员同时认为某一成员及其作品是其知音的现象；所有成员坦诚参与，既不仓促寻觅，又不"宁缺毋滥"。在限定时间下，直至所有成员觅得知音时结束寻觅阶段。

（5）成员间交流表达内心、寻觅知音过程的感受，介绍自己心目中的完美型知音与实际现场知音的异同，讨论为达成团体任务而做出的改变等感悟，带领者鼓励成员将团体活动的收获导入生活。

讨论与解析：讨论内容会涉及寻觅知音的不易、觅得知音的欣喜、不完美结局的困惑、因观望或犹豫而错失的内省或外归因、为接纳现实而改变自己、因知音并非自己独有而产生的困惑、对他人处理方式的学习、唤醒并处理记忆（或情结）等内容，带领者需鼓励坦诚分享。

16. "心有灵犀"团体沙盘游戏

意义：人际沟通中每个人都在渴望被人理解，而理解之钥在于关注、觉察、倾听与沟通。"心有灵犀"团体沙盘游戏促进成员学习、理解技能，在互动中使大家掌握理解技巧及对理解期望值的处理方式等。

导入：如何在非言语沟通或是限制性沟通的条件下掌握人际交流能力，并学会观察他人内心、倾听他人表达呢？请积极参与下面的活动，并认真讨论、总结期间的心理收获。

准备： 常规沙盘游戏设施多套。

规则：

（1）参与人数要求为偶数，两人以上，上限与沙盘设施数量成正相关。全体成员两两结成对子，二人组合经过两轮互动（每一轮互动均包含下文中第 3 ~ 5 步内容）后解散，团体成员再重新组合，在多对象互动中强化本活动的目的。

（2）每对成员使用平均二分区的单张沙盘或多张沙盘独立操作，带领者注意说明：公开介绍沙盘作品主题之前，双方在摆放作品、观察对方时应保持静默，不进行任何言语和非言语交流。

（3）带领者指导成员 A 先以内心自选主题为参照，使用 12 ~ 16 个沙具在自己区域内完成作品，在不介绍具体意图的情形下，成员 B 使用非重复沙具（"非重复沙具"是指不重复每一个对方已使用过的沙具，但不必刻意要求回避所有同类别沙具）再现自己所观察、认知的成员 A 预期呈现的主题。本步骤限时 10 ~ 12 分钟，双方可以均分时间进行。

（4）双方介绍自己所呈现的主题，并交流双方呈现的吻合度。本步骤限时约 5 分钟，双方可以均分时间进行。

（5）成员 A 与 B 互换顺序，先由成员 B 完成作品，成员 A 观察后进行再现。双方公布实际表现的主题，交流人际理解技巧。

（6）第三 ~ 第五步进行两轮（一般用时为 30 ~ 35 分钟）后，小组内重新组合结对，再进行两轮活动（总操作活动不超过 60 ~ 65 分钟）。然后，团体进入讨论环节，后期连续性活动中再组合出新对子，多次互动后达成活动目的。

（7）团体讨论感悟内容，带领者鼓励成员多坦露，同时，觉察他人的敏感度或关注他人的交流模式等，并鼓励成员将团体活动的收获导入生活。

讨论与解析： 讨论内容涉及不完整沟通条件下如何觉察和理解他人、如何表达对他人的理解、换位思考或行动的意义、内省生活模式、学会调节对理解与被理解的期望值等。

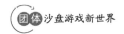

17. "我的名片"团体沙盘游戏

意义：认识自己可谓是人生终极任务，对自己的人生愿景、实际资源、成长途径、盲区疑点等的认知是生活必需，但同时也容易受日常意识功能的干扰。通过沙盘游戏进行无意识呈现，并觉察最为接近真实的自己后，有机会使人完成呈现、觉察、修整、接纳、转化到超越的成长。

导入："人贵有自知之明"，这句话强调了自我认知及定位是完成人生任务的前提。人们在生活中常常发生的"选择性认知"，虽然能起到因忽略缺点而降低焦虑的作用，但又会因为忽略缺点而导致失去成长自我的良机。"我的名片"团体沙盘游戏通过无意识呈现自己的实际，会因更多地呈现全面、真实的自我而催化心理成长。

准备：常规沙盘游戏设施多套。

规则：

（1）参与人数为两人以上，上限与沙盘设施数量正相关。超过8人时需要分组，并由不同带领者分别带领活动。

（2）多沙盘平行进行，每张沙盘二分为左、右两部分：左侧以自设作品表达自己的身份、年龄、工作性质、职务、职业、愿望、兴趣爱好、偶像、人生信念或座右铭等信息；右侧的作品或沙具呈现出左侧内容中主要任务的实现策略、目标达成情况、未来愿景、相关警句格言等。限时8分钟。

（3）由成员逐一公开介绍左侧内容。右侧内容先由制作者进行介绍，再由其他2～3名成员（随机选出）自由介绍，然后讨论自我设计与他人认知间的差异所带来的启发。每人限时6～8分钟（含自我介绍及他人介绍，以及简要的自我感悟）。

（4）成员自由讨论现场感悟。

（5）以上步骤充分体验、完成后，可进一步拓展为沙盘四分区形式，左侧区域的上、下二区呈现现实版自己（内容同第二步），右侧区域的上、下二区呈现未来版（或理想版）的自己（内容同第二步），然后介绍、对比同一沙盘中的现实版与未来版（或理想版）的自己。

（6）带领者鼓励成员进行现场人际觉察和学习，引导成员将心理成长导入工作、生活，并反馈回团体活动中。

讨论与解析：讨论内容涉及自我认识与整合、自我愿景设计与学习他人之长、自我多面性接纳、现实与理想间连续与差异的觉察与处理等。

18. "历史、现在和未来"团体沙盘游戏

意义：在时间发展中认识自己，以史为鉴、澄清当下、展望未来是人们的渴望，而在团体互动中共同面对发展主题则更利于处理既往、觉察实际和客观地设置梦想。

导入：人们从历史中走来，该如何恰当地发挥现有资源、拥有健康和幸福的生活，以及如何看待充满机遇和不确定的未来呢？"历史、现在和未来"团体沙盘游戏可以帮助我们在真实、坦诚、互助的氛围下认清我们所需要的，而成员的积极参与将会对心理成长起到锦上添花的作用。

准备：常规沙盘游戏设施多套。

规则：

（1）参与人数两人以上，上限与沙盘设施数量正相关。超过8人时需要分组，并由不同带领者分别带领活动。

（2）多沙盘平行进行，每张沙盘三分为左、中、右三个部分，分别用来呈现成员内心世界的历史、现在和未来，具体主题、操作技巧和使用沙具不受限制。带领者不可要求将沙盘平均分为三部分，各区域面积划分及使用应完全由成员处理。本步骤总操作时间不超过15分钟。

（3）每位成员用5分钟介绍自己的历史、现在和未来。带领者需要维护安全呈现的氛围，注意处理过强情绪或严重的情结意识化事件。带领者鼓励成员在介绍时尽量真实且具体，同时注意倾听他人介绍的内容，从而在互动中共同成长。

（4）团体交流，如个人经历对后期的影响、实现梦想的方法等，还需觉察并交流各分区面积、内容丰富度、与个人人格特征间的投射关系及该成员对各分区间关注度有无差异等。

（5）带领者鼓励成员进行现场人际觉察和学习，引导成员将心理成长

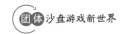

导入工作、生活，并反馈回团体活动中。

本活动模式变形之一：第二步，带领者在不干预如何分区的前提下，将自由操作沙盘变化为指导式操作沙盘，如指导成员在各区呈现年龄、关注点、收获、困惑和应对策略等。建议依据团体活动中采用的团体理论倾向决定进行自由式还是指导式操作，带领者同时需要考虑团体活动的进展情况。

讨论与解析：讨论内容涉及面对历史、珍惜现在、客观性展望未来、学习他人成长技能、接纳成员的成长经历、破除"特殊化"心理状态、感受人际吸引、推动团体学习和督促等。

19. "我的两面"团体沙盘游戏

意义：帮助团体成员全面认识自己，最终目的是使每位成员客观地面对自己的优点与缺点。最终，使大部分成员达到"接纳自我"，还有部分成员最终超越优势与劣势而整合自己，从"扬长避短"变化为"尺与寸相得益彰"。

导入：我们在成长路上一边坚持自己的天性，一边接受社会的改造，二者的平衡下我们得以存留在现实社会中。在修剪调整中，人们在最初的简单区分是非的"非黑即白"中渐渐发现每个人既有对又有错，并且发现部分心理内容并不完全为人所控。在困顿中，有人学会接纳，有人到达接纳后的更高层次—超越。"我的两面"团体沙盘游戏将提供成长契机，在个人感悟、团体互动中达成有意义的、符合自身实际的成长。

准备：常规沙具一套，沙盘（或桌子）多张。

规则：

（1）参与人数两人以上，上限与沙盘数量正相关。超过8人时需要分组，并由不同带领者分别带领活动。

（2）多沙盘平行进行，每张沙盘二分为左、右两部分，分别用来呈现该成员自认为的优点与缺点。作品中的沙具、沙型设置或情节安排等无限制。带领者不可要求将沙盘平均分为两部分，各区域面积划分及使用应完全由成员处理，故分区指导语是"请将沙盘分为左、右两部分，分别呈现自己的优点与缺点"。带领者需要强调活动中所涉及的优点与缺点主要是人格特点、后天行为习惯、个人思考方式等，原则上以少涉及先天长相、生理特征等为宜。限时 10 分钟。

（3）通过沙盘作品，成员独立地逐一介绍自己的优点与缺点，带领者需要维护安全的呈现氛围，注意处理过强情绪或严重的情结意识化事件。带领者鼓励成员在介绍时尽量真实且具体，同时注意倾听他人介绍的内容，以在互动中共同成长。每位成员限时 5 分钟。

（4）团体交流，倾听每位成员是如何处理个人心理需求的，并帮助成员宣泄情绪、稳定自我。

（5）团体交流氛围成熟时，带领者导入不同成员间的优、缺点转换的互动，如某成员感悟到另一成员的缺点——"磨蹭"恰是自己所急需的优点——"沉稳"，而又有成员发现自己的优点——"文静"却是他人认为的缺点——"沉闷"，等等。带领者鼓励成员最终学会从不同角度看待曾经的优点或缺点，认识到优点中含有不足，缺点中存在擅长。

（6）带领者鼓励成员进行现场人际觉察和学习，引导成员将心理成长导入工作、生活，并反馈回团体活动中。

本模式变形是将第二步骤中改为多人共用沙盘（每张沙盘可容纳 3～6 人，按人将沙盘大略平均分区），不再各自设置作品，而是通过自选沙具来呈现优缺点。变形后的规则既可以设置为每人自由选择 8～10 个沙具（其中代表自我优点与缺点的沙具各占一半），以此呈现个人的双面性；也可以设置为每人自由选择沙具，不限制总沙具数量和优缺点比例，但需要兼顾优缺点两个方向（可能会出现沙具数量差异较大的现象）。带领者鼓励成员每人用 5～6 分钟进行充分表达。

讨论与解析：讨论与解析内容涉及个人优缺点的呈现、觉察和调整，以及关注他人如何处理自身特点、学习他人面对自己的模式、接纳自身长处和局限、祛除"唯我自卑"或"我最强大"等各种特殊化感受等。带领者需努力引导部分成员（超越功能受年龄、心理成熟度等的影响较为明显）进一步达到"用短为长"的超越阶段。

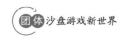

20. "积极矿井"团体沙盘游戏

意义：本团体活动的依据是投射理论和积极心理学的相关原理。肯定自己、信任自己、充分使用自己的心理能量等是日常心理活动的重要内容，人们需要掌握呈现并觉察自我积极面的能力，直至在心理成长中真正理解并善用自身的双面性，从而最终超越优与劣，积极面对自我和整合自我。

导入：生活中，一部分人逐渐认知了自己的短板与缺点，而与生俱来的优势与长处却黯然失色，甚至使人陷入愈加自卑的漩涡。掌握觉察自己所具备特点的技能，既可用于家庭、教育、人际交往和心理成长，又可使人们建立积极、适应性的生活态度。"积极矿井"团体沙盘游戏从发现自我之美开始，使我们逐步呈现美丽的自己，直至以完整的自己存在。

准备：常规沙具一套，沙盘（或桌子）若干。

规则：

（1）每小组2～8人，单名带领者带领上限是两个小组。

（2）每人自由选择最接近自己优点的男性人物类、女性人物类、社会职业类型、动物类、植物类、交通工具类、建筑物及自然现象类沙具各一（或仅要求不可缺少男性人物类、女性人物类、社会职业类、动物类共四类沙具，此处对四类沙具的实际数量及余下沙具具体数量无要求，只限总数量为6～8个）。如果最佳对象已被选走或没有最佳对象，成员需要调整标准后继续选择沙具。带领者可依据现场沙具做以上八种沙具或其他沙具种类的调整，以接近当事人的心理特点（人格、认知、行为、才能、情感反应模式、事件应对模式等）为原则。每人限选择6～8个沙具，不同成员的沙具类别可不完全相同。限时5分钟。

（3）按照仅呈现积极、正面特征为原则，成员逐一介绍沙具特征与自我特征的契合点。本步骤的要点是结合沙具介绍自我优点，不可过多介绍为何选择此沙具或此沙具关联的既往事件等。每个沙具至少介绍一个积极面，多则不限（如人物类沙具对应的自我的人格品质、才能特点，非人物类沙具对应的吸引力、人格化特质，等等）。团体活动初期，建议每位成员介绍自身优点的时间配额较长，如每人必需持续表达 6 分钟，不可提前结束或转让时间给他人，鼓励善于觉察并表达自己优点的成员主动示范（因受文化因素影响，主动、大量和较长时间地呈现地自我优点并非易事，必要时可反复强调"本活动只可呈现优点"）。第二、第三次团体活动时可进一步延长至 8 分钟（以不导致现场轮流表达时其他成员等待时间过长为准），但在第五、第六次团体活动时要压缩为 2~3 分钟，通过先加长、后压缩的策略促进成员与优点融合。本步骤中全程可自由调换沙具。带领者鼓励成员积极表达自我优点的同时，应善于倾听他人表达，观察并学习他人觉察、表达优点的能力。

（4）呈现优点后，团体开始关于优点应用的表达。每位成员在 3~5 分钟内结合前一步骤中的自我优点展开应用展望，带领者鼓励尽量具体化的应用陈述，如某成员称"我会更自信"时，建议其调整为"我会每天坚持给家人做可口早餐，以此帮助我在做饭方面更加自信"。每位成员既可以自我展望，也可以邀请全体成员帮助出谋划策（此时，前期认真倾听他人表达优点的意义将得以展现）。

（5）团体评选出表达优点环节最佳者和应用优点环节最佳者，并请最佳者介绍相应技能和人格背景等，通过示范来强化学习效果。

（6）本步骤属于备选步骤，团体活动初期不予开展。团体活动进入中后期的成熟状态后，成员进一步感知的自我优点可能恰恰是他人所不喜欢的方面，反之亦然，借此可使成员体验心理特征的多面性。

（7）团体讨论，完成对自我的呈现、觉察、修整和接纳，部分成员在条件成熟的团体活动的中后期可达到转化和超越阶段。

（8）带领者鼓励成员进行现场人际觉察和学习，引导成员将心理成长导入工作、生活，并反馈回团体活动中。

本模式变形之一：将第二步骤中自由选沙具改为带领者随机派发沙具给成员，或者采取下述任意一种形式：①按原模式中的方式进行沙具自选；②带领者不予以指导，成员随机选择；③前两种方式相结合进行；④方式①与带领者直接派发相结合；⑤方式②与带领者直接派发相结合；⑥方式①、方式②与带领者直接派发相结合。各种方式获取的沙具无比例

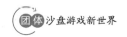

限制。

本模式还可以给每小组增加观察统计员一名，负责独立观察成员表现、统计每人所呈现优点的数量等。统计员将结果反馈给小组时将更有利于成员的成长。

为强化活动效果，增加活动的趣味性，建议开展前 1~2 次活动时按以下技巧练习——首位成员介绍自己的优点时，将"我很努力"强化为"我×××（本人姓名）很努力"，要点是将泛义代词"我"强化为"我"＋本人姓名。后一位成员在此基础上，注意在介绍时对全体成员微笑，并进行目光交流，从而获取他人的回应。经过 1~2 次练习后，每位成员的每次表达均要达到上述要求。

讨论与解析：讨论内容涉及自我肯定，如个人优缺点地呈现、觉察和调整，以及关注他人如何处理自身特点，学习他人面对自己的模式及如何自我接纳等。

21. "现实、理想与镜子"团体沙盘游戏

意义：对照自我认知和镜我间异同，有助于认识自己、调整人际关系，进而影响现实生活。

导入：人们渴望了解现实的自己、理想的自己、自己心目中感知的他人对自己的印象、他人对自己的实际印象等，本团体活动呈现以上内容，促进个体认识自我。

准备：常规沙具一套或多套，沙盘多张。

规则：

（1）每小组 2~8 人，单名带领者带领上限是两个小组。

（2）多沙盘平行进行，每张沙盘三分为左、中、右三部分，分别用来呈现该成员认为的现实自我、理想自我和自我感知的他人心目中的自我（此处出现的镜我为"自我认知镜我"），具体沙盘操作技巧和使用沙具无限制。带领者不可要求将沙盘均分，各区域面积的划分及使用应完全由成员处理。限时 15 分钟。

（3）成员独立地逐一介绍 3 个分区的内容，每人用时 6~8 分钟。带

领者需维护安全的呈现氛围，鼓励介绍时真实且具体，同时注意倾听他人的表达。

（4）简略记录3项内容后，拍照并拆除各自沙盘内的设置。小组总人数为2～5人时，每位成员按除自己外其他成员的人数将自己的沙盘分出若干小区。总人数为6～8人时，每位成员按除自己外其他成员的人数的二分之一将自己的沙盘分出若干小区。

（5）确定被呈现顺序后，每一位成员逐一接受其他成员使用沙盘媒介间接表达对自己的印象，方式是其他成员将代表对该成员印象的若干沙具或微型作品放置到相应小分区内。小组总人数为2～5人时，每位成员均参与表达他人镜我；总人数为6～8人时，有一半成员参与表达他人镜我即可。带领者需要确保有足够时间逐一呈现每位成员的"现场镜我"，以及确保每位成员均得到镜我反馈。本步骤是为呈现"自我认知镜我"与"实际现场镜我"打下基础。总用时由带领者把握。

（6）每人觉察不同镜我之间的异同，感悟"实际现场镜我"与"自我认知镜我"的启迪。本步骤属于核心步骤，带领者需引导成员积极参与。

（7）导入讨论交流，认识自我、转化自我，同时可观察、交流沙盘各分区的面积，当事人对不同分区的关注度与个人人格特征间的投射关系。本步骤属于另一核心步骤，带领者需引导成员积极参与。

（8）带领者鼓励成员进行现场人际觉察和学习，引导成员将心理成长导入工作、生活，并反馈回团体活动中。

讨论与解析：讨论内容涉及对现实的我、理想的我、心目中的我、他人眼中的我、众多现场镜我等缤纷多彩的"我"的觉察，使成员在异同之间感受个人角色的多样性，尝试掌握接纳自我、超越自我等基本情商技能。

22. "隐藏自我"团体沙盘游戏

意义：通过有意识地隐藏自我及在活动中感知自我的实际存在，认识到自我的存在与价值，从而尊重自我，与自我协调共存，增加自我存在感和自信，强化自我负责，等等。

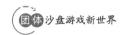

导入：日常生活中我们开口说话时，对"我"这一称谓的使用在意了吗？在谦和、含蓄等文化特质的影响下，每个人面对自己的"我"有充分的呈现吗？"隐藏自我"团体沙盘游戏通过有意识地隐藏自我、后期讨论时表达自我等活动设置，催化成员感悟对"我"的尊重和协调性使用。

准备：常规沙具一套或多套，沙盘多张。

规则：

（1）每小组 2~8 人，单名带领者带领上限是两个小组。

（2）多沙盘进行，每人独立使用沙盘，或 2~6 人平均划分区域共用一张沙盘。

（3）每人独立呈现关于自我主题的指导式沙盘作品。如统一以"我近3 天的一件烦心事"为主题分别完成作品，也可以自己拟定一个与"我"相关的题目（排除隐私性内容）完成作品。在每人沙具不低于 4 个的前提下，成员自由决定沙具的使用。限时 5~6 分钟。

（4）成员逐一介绍沙盘作品，其间不得出现"我"字或自己的名字，但可任意替代。有"犯规"行为时，只做记录不打断，并留作后期讨论。每人限时 3 分钟，不可空余太多时间，也不可超时，讲话速度不可过慢。

（5）带领者加大活动难度，如鼓励成员间相互交流各自沙盘作品的细节，或挑选部分成员（或全部成员）轮流作为"故事介绍人"接受其他所有成员的"轰炸式"集中问询等。无论何种方式，成员间需想尽办法地从某成员处抓取到"我"的表达，从而反向增强成员对隐去自我的感受。本步骤对隐去"我"的要求及犯规处理同于第四步。

（6）结束后，团体讨论隐去自我时的内心感受，例如"我"隐去后，事件对自己的影响有无变化，如何看待如此变化，自我隐藏后是如何感知自我存在的重要性的，等等。此外，还需讨论介绍沙盘作品时有无成员使用到"我"、使用频率、是否自知等，通过行为分析而深化成长。

（7）带领者鼓励成员进行现场人际觉察和学习，引导成员将心理成长导入工作、生活，并反馈回团体活动中。

讨论与解析：讨论涉及自我存在的重要性、是否对自我存在有习惯性忽略、隐去自我时的焦虑及应对、隐去自我前后事件与当事人关联度的变化、"表达自我"与自信及自我负责的关联度等，最终达成关注自我、自我信任和自我负责。

23. "语音管制"团体沙盘游戏

意义：培养信息不完善、沟通渠道不完整等情形下的沟通技巧与能力，训练观察、理解、传达、纠错、推理和接纳等情商技能，同时促使参与者感悟对常见沟通形式的珍惜。

导入：平时沟通时人们已习惯于使用、语言、文字、表情、肢体等方式，以至于忘记或忽略了以上沟通形式的重要性。"语音管制"团体沙盘游戏借助成语、词语传递的形式，模拟不完整沟通情形，既可以训练特殊情形下的沟通能力，也可以提醒人们珍惜简单且幸福的生活。

准备：常规沙具一套或多套，沙盘多张。

规则：

（1）参与者需至少3人，3~5人为一组。每组一个独立沙盘，沙具可多组共用或每组配备一套。

（2）各组成员抽签决定组内的参与顺序。

（3）本步骤需注意：禁止言语交流，可进行肢体、表情等非言语交流；首位成员按自己对带领者给出成语（如"闻鸡起舞"）的理解进行沙盘展示；各组可使用统一成语或随机抽取的成语；沙具沙型使用无限制。全体参与者受时间约束，例如每位成员的操作时间不超过两分钟等。首位成员的作品表达成语的意思，完成后展示给第二位成员，未轮到的成员背对沙盘。双方观察、非言语交流半分钟后拆除沙盘，第二位成员结合对沙盘的观察和非言语信息重新制作沙盘作品。

（4）每位成员按时间要求完成作品后展示给下一位成员，然后拆除，再由下一位成员制作沙盘作品，依次类推。前面已参与过的成员不能以任何形式指挥或干扰后续成员的沙盘处理。每位成员使用沙具时不能重复使用紧邻的上一名成员已用过的同一沙具，但无需限制是否与间隔一人以上的成员使用的沙具相同。直至末名成员完成沙盘作品并公布自己理解的成语，然后与最初的成语核对。

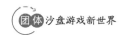

（5）以规定时间内完成并且答对成语的数量评出胜负小组，答对成语数量相等时参照用时长短。各组介绍成功经验，总结失败教训。

（6）全体成员参与讨论，带领者注意引导成员不宜过多关注沙盘操作细节，而是主要关注如何有效沟通、传递和表达等。

（7）带领者鼓励成员进行现场人际觉察和学习，引导成员将心理成长导入工作、生活，并反馈回团体活动中。

讨论与解析：讨论内容涉及不完整沟通情形的应对技能、现场的成员合作技巧等。

24. "向我看齐"团体沙盘游戏

意义：通过单向沟通与双向沟通的对照，觉察和训练单向表达与沟通时的应对策略，促使成员掌握把握全局、清晰表达、有效表达、适度质疑、共情、单向交流等能力，同时帮助成员进行合理的内、外归因及合理承担责任。

导入：生活中有人在交流沟通时方法得体、收效较好，有人却自以为他人应该能够明白自己意图、结果相差甚远，如何良好地双向沟通、较好地单向沟通，以及不完整沟通时如何表达有效信息呢？"向我看齐"团体沙盘游戏通过游戏设置使得参与者在对照中感悟单向与双向沟通的差异，承担沟通误区导致的结果，努力尝试探索不完整沟通时的应对策略等。

准备：相同的常规（或便携式）沙盘游戏设施多套。

规则：

（1）参与人数两人以上，上限与沙盘游戏设施数量正相关。每组2~6人。超过6人时需要另行分组，并由不同带领者分别带领活动。

（2）多沙盘平行进行，每人使用独立沙盘，成员间可进行言语沟通，但无法进行视觉沟通或作品间的观察参照。

（3）指定或选出带领成员，带领成员自拟主题（或接受指导性主题）操作沙盘作品，边操作自己的沙盘边以言语介绍自己作品的构成，其他成员依据语音信息同步地、独立地操作，目的是复制带领成员的沙盘。带领成员不能询问其他成员，跟随成员不能向带领成员提问、反馈等，各跟随成员之间无法相互看到他人的作品，双方呈单向交流模式。本步骤用时不超过 15 分钟。

（4）时间结束或操作结束后，成员间对比彼此作品的相似度。

（5）第二轮沙盘作品信息传递中，带领成员一边操作，一边与跟随成员自由地进行言语交流（依旧不可进行交流、参照等），双方在询问、反馈中完成本步骤。第二轮用时不超过 10 分钟。如果将双方询问、反馈分为有序问答和随意提问两种形式，则可以将时间延长为 15～20 分钟，从而有利于充分对照和体验。

（6）时间结束或操作结束后，成员间对比彼此作品的相似度，并对照两轮操作的差异性，讨论双方有序式与随意式询问、反馈间的差异。

（7）多角色轮换，鼓励成员认真体验和觉察作为带领成员、跟随成员等不同角色时的现场感受，并交流两个角色的差异。

（8）成员讨论倾听、理解和沟通技巧等，带领者鼓励成员在讨论中更多地关注成长性内容和人际学习，并鼓励成员将心理成长导入生活。

讨论与解析：讨论内容涉及对单向沟通、有效表达、尽可能获得反馈、承担沟通歧义的后果、适宜性归因倾向、生活导入与反馈等。

25. "反向复盘"团体沙盘游戏

意义：训练观察能力、记忆能力与模仿能力，突破先入为主的"畏难情绪"暗示，体验团体合作的重要性，等等。

导入：人们在追求良好的记忆能力，以及如何训练记忆能力，打破"我不行"的自我暗示，体验团队合作对记忆任务完成的意义，等等。"反向复盘"团体沙盘游戏可通过游戏设置使参与者感受自我记忆潜能、记忆技巧和团体合作等。

准备：设施相同的常规（或便携式）沙盘游戏设施多套。

规则：

（1）每组 2～6 人，总人数上限与沙盘游戏设施数量正相关。

（2）初期为多沙盘独立平行进行，每人使用独立沙盘，成员间操作时不进行沟通与参照。

（3）带领者准备一个事先完成的、包含十余个沙具且沙具种类较为丰富的作品，全体成员观察沙盘作品 1 ~ 2 分钟后将其拆除（拆除时逐一撤下沙具），带领者或团体助理拍照记录原作品的构图及拆除顺序。

（4）每位成员以多沙盘、独立方式各自进行复原，要求按拆除顺序的倒序复原并尽量接近原作品。此步骤的变形之一是将成员分为两组，一组事先被告知"需要倒序复盘，请注意观察"，另一对照组无相应事先告知，当拆除完毕后才要求其完成倒序复盘，以此对照设置催化成员对明确目标任务的意义的认知。

（5）本步骤中成员分组进行，并且由两个小组互为配合（总人数是两人时只可两人配合，故无法进行下一步骤）。一组摆出沙盘游戏作品并进行展示后再拆除，另一组观察，然后两组各成员分别独立使用沙盘进行倒序复原（要求等同上一步的内容）。完成并对照原作品后交换双方权利，制作及拆除沙盘作品组与观察组互换任务后完成另一轮倒序复原。两组成员分别，感受先操作后复盘与仅观察即复盘间差异。本步骤用时不超过 20 分钟。

（6）经由前期活动后，再次由带领者准备一个事先完成的、含有 20 ~ 30 个沙具且沙具种类较为丰富的作品，全体成员观察沙盘作品 1 ~ 2 分钟后拆除，拆除时逐一撤下沙具，带领者或团体助理拍照记录原作品的构图及拆除顺序。每组成员（约 2 ~ 6 人）以共用一张沙盘、共同回忆和团体交流、合作的操作方式进行复原，复原标准与第四步中的标准相同。

（7）团体内进行讨论，如摸索记忆技巧、突破思维定势、觉察细节、调整心态、有体验者是否更利于记忆与进行倒序复盘操作、团体合作与个体独立操作的差异等。

（8）带领者鼓励成员在讨论中更多地关注成长性内容，并鼓励成员将心理成长导入生活。

讨论与解析：讨论内容涉及观察与记忆能力、体验活动更利于记忆、团体合作、自我暗示的处理、开发记忆潜能、增强自信、分工合作的协调与管理等。

本模式变形之一：初期无需多盘平行、成员独立进行，改为一组使用一张沙盘，先是一名成员在带领者和助理的陪伴下进行反向复盘，其他成员保持静默（或群体指挥）观摩整个过程。结束后，团体交流复盘难度、感受等。

本模式变形之二：在第六步中，可以允许成员先行在拆除时以分段负责的方式记下撤除顺序，然后再按倒序复盘，此时，复盘操作难度很小。带领者引导成员先行体验低难度复盘后，再导入第六步所要求的较高难度操作。需要强调的是，第六步中撤下沙盘作品时不再允许有任何形式的分段负责记忆（包括成员间暗自分工，如以眼神示意轮到某成员记忆某段撤除顺序及沙具等），如有分工则视为作弊（此作弊将使活动重复前文所述容易的复盘内容，给成员带来的心理成长几乎为零），带领者需要进行制止。但是，开始复盘时，带领者需要鼓励成员组建"复盘团队"，尽量有组织地进行复盘。简言之，撤除时禁止分工记忆，复盘时鼓励分工与合作，并以前文所述较容易的复盘方式为对照，以此促发团体成员感悟团体的重要性及人际合作的意义。

26.　"向我告别"团体沙盘游戏

意义：通过想象场景抽离现实自我后进行初步自我识别，再与现场中他人对自己的实际反馈进行对照，从而有助于认清自我，同时利于内省人生目标、意义和价值等。

导入：人们进行自我评价时很容易受到自我保护意识、反馈人碍于"面子"不客观评价等因素的影响，从而掩饰了一些自我特点。融合着沙盘游戏间接性特征的团体活动——"向我告别"团体沙盘游戏通过游戏设置，尽量减少自我保护性认知、他人选择性呈现等，更利于参与者达成"自知之明"。

准备：常规沙盘游戏设施一套或多套。

规则：

（1）本游戏中成员的想象能力会影响团体活动效果，故带领者需首先筛选成员想象力。建议将想象力过弱者、过于低暗示者、过于理性者剔除，同时对高想象力或易受负面环境暗示的成员做好心理保护。活动结束

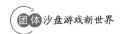

后，带领者必需下达"想象结束，本次心理成长活动结束"的指令，以保护所有参与者。

（2）参与人数两人以上，上限与沙盘数量正相关。超过 6 人时需要分组，并由不同带领者分别带领活动。

（3）带领者引导全体成员想象自己已经结束生命过程，无论是满意还是留恋。当确认想象场景已经触动每一位成员的心理后，带领者指导成员在想象场景及情绪陪伴下进入下一步骤。带领者不能干预后续分区时的分区方式、区域面积等，从而保证其心理学投射意义不受干扰。

（4）每位成员配备独立单盘，成员间无需相互参照或进行交流。每位成员先按照自我、家人、同事和朋友 4 个维度进行评价呈现，成员将沙盘四分区后分别摆出作品，每个区域呈现一个维度的评价。不限制呈现形式，以能够清晰表达各维度的自我评价为准（如简单用一个沙具直至一个情节场景均可）。本步骤用时不超过 15 分钟。

（5）成员介绍各分区作品及对作品所代表的自我评估的认知，同时倾听、学习其他成员的呈现、处理，关注他人的情绪表达及行为处理。带领者引导成员对分区方式和分区面积投射进行识别和感悟。

（6）成员可将第四步中的某些维度细分或放大，再使用分区空间继续呈现，分区处理、作品操作等要求同于第四步。本步骤用时不超过 15 分钟。

（7）本步骤交流内容同于第五步。

（8）每位成员接受 2~4 位现场成员通过沙盘作品表达的评价，并对比"自己单方面解读他人评价作品时的感受"与"操作者本人介绍的评价"之间的异同。本步骤用时不超过 15 分钟。

（9）团体内讨论活动感悟，尤其是交流三轮呈现中的心理收获。

（10）带领者鼓励成员在讨论中更多地关注成长性内容，并鼓励成员将心理成长导入生活。

（11）带领者下达"想象结束，本次心理成长活动结束"的指令，以确保所有参与者回归现实。

讨论与解析：讨论内容涉及自我多角度认知、自我评价与外界评价对照、适度内省单向自评、适度参照外界他评、感知自我评价与外界评价均存在的双面性、学习他人对多元（源）性自我评价的处理、努力参与反馈他人并获得他人对自己的评价等。同时，可以涉及自我理想、自我目标、时间管理、目标管理等内容。

27. "我的一天"团体沙盘游戏

意义：通过团体多样化呈现而学习时间管理技巧。

导入：正如歌词"一天又一天，一年又一年，再见了我的童年"所唱的，我们的每一天无声无息地来了又走，该如何合理地管理自己的时间呢？"我的一天"团体沙盘游戏中的多样化呈现将帮助我们学习时间管理，将所学到的内容与生活实际相结合，能够帮助我们减少"空白了少年头"的遗憾。

准备：常规沙具一套或多套，沙盘（或桌子）多张。

规则：

（1）每组 4～8 人。单人使用独立沙盘（或桌子），各成员平行、同步地进行活动。在沙盘（或桌子）上画出一个大圆，并划分为 24 小时扇形图；也可是将沙盘（或桌子）分割为九宫格，将 24 小时分割后的时间按顺序对应入相应空格内。全体成员共用现场沙具。

（2）各成员独立操作，将象征自己一天内每段时间活动内容的沙具或简单沙具组合摆在相应位置，限时 10 分钟。若采用组合，则使不超过 3 个沙具。成员可与带领者简单交流规则，但成员间无需交流。

（3）带领者强调上一步中摆放的生活内容和本步中对具体情况的介绍并无对错，突出"团体收获与真诚的团体参与度相关"，鼓励成员逐一、真实地介绍作品，期间可包含部分个人感悟。每人限时 5～8 分钟。

（4）带领者鼓励成员间相互觉察、学习，引导成员关注他人的时间安排技巧，学习他人的规划能力等。现场应保持接纳性的氛围，谨防耻笑、鄙视某些时间安排的情形。

（5）团体内讨论时间安排的优化策略，兼顾群体共性和成员个体化差异，共同探索时间安排不够合理的背景或原因，进而优化工作及生活质

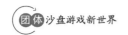

量。带领者进一步鼓励成员多关注人际学习和成长性内容，将团体收获导入生活，并在后续活动中反馈回团体活动中。

讨论与解析：初级内容涉及时间管理技巧，高级内容可涉及如何帮助成员将团体所学习的时间管理知识融合到生活实际中。

28. "创意制作"团体沙盘游戏

意义：通过手工制作、涂色操作等行为表达来处理情绪。

导入：本游戏中我们进行沙具制作、沙具涂色等，以此来训练专注力，放松身体与心情，处理焦虑，感受动手能力和色彩之美。

准备：橡皮泥、超轻黏土、泥土、毛线、布料、金属丝、纸、石膏粉等各种可以制作沙具的基础材料，白色的石膏、树脂、纸质沙具等。

规则：

（1）使用各种基本材料制作各式沙具。

（2）使用各种颜料给白色的石膏、树脂、纸质沙具涂色。

（3）成员就创造沙具、专注于创造性行为、进行作品评比、观察他人作品等时的心理状态进行交流。

讨论与解析：专注、重复、放松等是心理状态的有效调节手段。

29. "塞翁失马"团体沙盘游戏

意义：帮助人们辩证地认识得与失，能够较为平静地面对困惑及选择，学会平衡地看待事物，"执其两端用其中"地包容新时代中文化的变革，促进人格整合。

导入：生活中，我们选择着或正在经历着无数事情，能否在选择时、行进中和结束后平静地面对结果，减轻"身在曹营心在汉"的纠结，减少"如果再来一次……"的空想及无效循环呢？"塞翁失马"团体沙盘游戏可以帮助人们初步了解自己面对得与失的态度，构建面对得与失的哲学式态度，最终较为平静地面对现实生活。

准备：常规沙盘游戏设施多套。

规则：

（1）参与人数两人以上，上限与沙盘游戏设施数量正相关。超过 8 人时需要分组，并由不同带领者分别带领活动。

（2）多人平行进行时，每张沙盘二均分区或四均分区（平均分配区域，象征者对得与失的平等态度），每人使用两个分区。

（3）每位成员在均分的两个区域内分别呈现得与失，可借助一定事件或情节，如参加团体活动中的得与失，休假和外出旅游中的得与失等。呈现的得与失内容需限定在一件事情既利己又使自己失去权益，即趋避冲突事件，但不可使团体呈现陷入流水账般对琐碎事件的记录。每人能够使用的沙具数量需参照每人所分配沙盘区域的面积分配，不稀疏、不拥挤即可。

（4）全体成员分享各自的得与失，纠正偏离呈现（如流水账式的记录），使团体活动与交流保持在"一件事或物包含得失两面"的主线内，真正贯彻团体活动的本意，进而有利于心理成长。

（5）随机安排每位成员观察他人的得与失主题作品，然后从自我维度重新判定该作品的得失标准有无变化，并利用发生的变化使成员认识到得与失判定多与自我标准相关，以及认识到得与失并非绝对的、而是存在变化的等。时间允许时，可多轮随机组合成员与沙盘作品。

（6）团体内讨论心理感悟，带领者鼓励成员在讨论中更多地关注成长性内容，并鼓励成员将心理成长导入生活。

讨论与解析：涉及平等尊重得与失、学会面对得与失、心理学理论与方法有助于减少（并非完全消除）得与失的困惑、学习他人的处理方式、尊重每个人的个性化标准、内省自己的标准、在变化中感悟对与错、整合性人格特征的初步建立、学会哲学式地面对得失的态度等。

30. "独一无二"团体沙盘游戏

意义：体验不同的沟通方式和训练全面而有效的沟通技能，帮助成员认识和客观利用自己的个性化即独特性。

导入：现实中自我认为已描述清晰的内容真的被他人准确感知了吗？

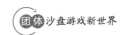

某求职者自己单方面的介绍打动招聘官了吗？双方在沟通一件复杂的事情时需要注意哪些技巧？诸此等等，在"独一无二"团体沙盘游戏中尽有体现。让我们积极参与、坦诚交流，付出努力并得到成长。

准备： 设施相同的常规（或便携式）沙盘游戏设施多套。

规则：

（1）参与人数两人以上，上限与沙盘游戏设施数量正相关。超过 8 人时需要分组，并由不同带领者分别带领活动。

（2）本活动第四至第六步中，参与操作的成员既不能直接参看描述者所依据的视觉材料（如某张沙盘游戏作品的照片），也不能观察、模仿他人作品。

（3）选出或指定一人进行言语和非言语描述，其他成员依据所获得的信息进行独立、单盘平行操作。在后续步骤中，描述者可由不同成员担任，以促进每一位成员感悟不同角色设置的差异。

（4）描述者单向地通过言语与非言语介绍某一主观性想象场景（带领者说明想象中无需参照任何标准），跟随成员依据描述再现场景，跟随成员不能向描述者询问或征求意见，全体成员在 10 分钟内完成作品。本步骤的变形之一是先进行一轮活动——仅进行一遍描述，要求跟随成员完成作品；再进行另一轮活动——规定时间（如 8～10 分钟）内，描述者不间断、重复地描述想象场景，跟随成员依据更丰富的信息进行想象场景再现。

（5）描述者先行倾听各作品操作者的介绍，然后依据自己的想象比对各作品的接近程度。带领者引导成员觉察当信息源较主观（如想象场景，而不是沙盘作品照片）时的描述者感受与再现作品间的差异，以及再现难度等。

（6）本步骤继续采用单向介绍，描述者依据客观性较高的脚本（如沙盘游戏作品照片）进行言语与非言语描述，跟随成员再现沙盘场景。限时 10 分钟。本步骤的变形模式与第四步中的变形模式相同。

（7）团体依据客观性沙盘作品照片与各再现场景进行比对，带领者引导成员感悟信息源较客观时对沟通、再现的影响。

（8）本步骤改为双向沟通，更换另一张沙盘游戏作品照片后由描述者和跟随成员在互动反馈中共同完成作品再现，但依旧不可直接观察、参照沙盘照片。本步骤用时不超过 10 分钟。

（9）团体内比对沙盘作品照片与再现作品的异同，带领者引导成员感悟信息源较客观且可进行双向沟通时对理解程度、再现的影响。

（10）带领者引导成员感悟"单向沟通与想象场景""单向沟通与客观照片""双向沟通与客观照片"三种情形的现场吻合度。进一步延伸至对沟通过程中的信息源（类型与构成要素）、信息、通道、表达（能力、技巧与方式）、信息接受者、反馈、障碍处理等要素的认识和处置。

（11）团体讨论心理感悟，带领者鼓励成员在讨论中更多地关注人际学习与成长性内容，并鼓励成员将心理成长导入生活。

讨论与解析：涉及不同类型信息源对沟通的影响、不同沟通方式的效果差异、如何训练全面而有效的沟通技能、反馈的意义、对自我独特性的认识和使用、团体合作面对挑战的意义、如何理解他人的差异表达等。

31. "赞不绝口"团体沙盘游戏

意义：培养参与者、表达对他人的真诚赞美与认可的能力，训练倾听反馈和修订赞美内容的能力，帮助成员感悟呈现积极点时对己、对人的心理学意义，推动积极性人际学习，改善自信心。

导入：我们会真诚地赞美、认可他人吗？人们对赞美的反应如何？由衷的赞美对自我心理的意义在哪里？"赞不绝口"团体沙盘游戏帮助参与者体验以上过程，并最终内化至建立自信。

准备：常规沙具一套或多套（同一主题下，不超过 6 人时多人共用一套沙具，更有利于激发成员对较少沙具的用途的拓展性开发，从而为后续的真诚赞美打下事实基础），沙盘多张。

规则：

（1）多沙盘平行进行，每位成员独立使用一张沙盘，或将一张沙盘平均二等分后供两位成员分别独立使用。参与成员数量的上限与沙盘数量正相关，单名带领者所处团体的人数不超过 8 人，因此，沙盘超过一定数量

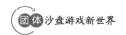

时（单人单盘时不超过 8 个，双人单盘时不超过 4 ~ 5 个）需要另行分组，并由不同带领者分别带领活动。

（2）统一指定命题（由带领者指定共同主题或各成员商议确定共同主题，沙具数量固定或较少时，主题内容越具体则越有利于后续活动）下完成沙盘作品的制作，如"昨天我与朋友的一次会见"。每位成员如何使用沙具、如何移动沙子及作品布局等无需受到限制或指导，成员间也无需相互参照。带领者可以说明本步骤的目的是为后续互动准备材料，从而降低部分成员因担心自己作品不够美观而产生的压力。

（3）团体抽签或自行讨论决定交流顺序，然后依次介绍自己的作品，每人用时 3 分钟。

（4）每位成员随机选择另外一名成员作为自己的赞美对象，不得出现两名成员相互赞美的封闭式循环，且要确保每人既赞美他人又被他人赞美。

（5）随机推举一名成员开始，逐人次开展 3 分钟的对他人作品的赞美，过短者鼓励其充分使用时间，超时者需按时结束。同一时间内只允许一人在表达赞美，组内其他所有成员认真倾听。赞美内容需依据沙盘作品的实际展开，禁忌浮华或牵强，整个小组拥有"否决权"，有权否决某位成员对他人作品不切实际的赞美，被否决成员需重整思路后继续完成任务。

（6）展开讨论，成员间、交流赞美他人和被赞美时的情绪、认知等收获，觉察并学习非言语途径（如面部表情、身段表达等）的赞美表达方式，以及选择赞美对象时的心理过程与实际生活模式间的投射情况等。发生"否决赞美"时，讨论赞美关注点、技巧，以及对非真实赞美的识别、处理等。触动某些成员的"好孩子""权威夸赞"情结时，团体成员需共同面对这一问题并从中汲取成长性收获。

（7）带领者鼓励成员关注人际学习，在讨论中更多地关注成长性内容，并鼓励成员将心理成长导入生活。

（8）本模式可进行 1 ~ 2 次，也可以多次进行。在多次进行的中后期（即团体活动更加成熟时），带领者可将"一推一"式选择赞美对象变更为

"自由"式选择，即选择赞美对象时不再通过限制"一推一"式来保证"每人既赞美他人又被他人赞美"，允许团体中成员依据个人意愿自由选择对象。理论上，如此操作可能出现个别成员"无人问津"的现象，这对于当事人是挑战，也是催化其改变的特殊机遇，带领者应在适当保护成员的同时处理好现场压力向动力的转化。

讨论与解析：涉及如何觉察到适合赞美的关键点、如何选择符合对方的赞美方式（言语/非言语）、觉察对方反馈、调整己方的赞美态度与方式及如何达成有效而真诚的赞美等，学习如何在较内敛的传统文化背景下进行"赞美交际"，学习不同于"强调人群共性"模式的"认可个性化"式表达，突破对"缺点"的选择性关注，等等，还会涉及积极关注对自信心的影响，如何打破"唯我凄凉"的特殊化心态，"人无完人"与"天生我材必有用"间的辩证统一，等等。

32. "拍卖会"团体沙盘游戏

意义：帮助参与者明晰自我价值取向，明晰自我已具有的人格特质或向往的人格特质，并以此引申至指导自我人际交往，兼顾训练每位成员"延迟满足与当机立断"这一对矛盾而又并存的能力。变形模式二中兼顾训练小组成员的沟通、接纳能力，以及团队的凝聚力。

导入：我们明白自己需要什么样的自我或朋友吗？我们具备"等一等再得到"的耐心吗？我们掌握"该出手时就出手"的能力吗？我们能够协调以上二者间的矛盾与冲突吗？以上心理素养和生活技能均能在"拍卖会"团体沙盘游戏中得以体现，并使我们从中得到启发和收获。请各位成员积极参与，你在兑换代金卡时用的有价物品对自己而言越是重要，那么在后期的成长与收获就会越多。

准备：面值 100 元的代金卡若干（卡片数量是参与者人数的 10 倍），具有明确、单一象征意义的沙具 20～30 个（如象征聪明的一休沙具、象征温暖、体贴的壁炉沙具等，为避免理解歧义，可将象征意义用简单词汇标明在沙具上），各沙具的象征意义不重复，包含褒、贬两个类型（褒贬比以 8∶2 为宜），也可仅设置褒奖性象征类型。

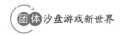

规则：

（1）参与成员为 6～15 人，超出时需进行分组并由不同带领者带领活动。

（2）无需确保每人都能拍得拍卖品，拍卖品数量大致为成员数量的 1.5～2 倍。理论上，发生适度的部分成员落空现象有利于内省，并可促发其成长动力。带领者需在必要时处理好落空成员可能发生的情绪波动。

（3）本步骤由原则性强的团体助理执行，团体助理必需安全保管成员兑换用的物品，人员不足时由带领者兼代部分活动任务。每位成员使用随身携带的手机、人民币等物品从团体助理（或带领者）处兑换竞拍代金卡，每人 10 张，共计面值 1000 元。拍卖过程中个人金额不足时不能再从团体助理（或带领者）处兑换代金卡，也不允许无偿借用他人代金卡，只允许在征得对方同意后向其他成员进行"3 折兑换"（即原值 1000 元的物品此时只能兑换其他成员 300 元额度的代金卡）。每位成员手中所有兑换所得的代金卡总额（含本人已经在竞拍中支付过的代金卡）不能超过 1500 元。

（4）带领者确认以上准备步骤完成且成员掌握规则后，介绍竞拍出价规则"每件拍卖品起拍价 100 元；每次竞价时以 100 元为单位递增；出价最高者竞得标的；代金卡不足时的处理方式参见第三步"。带领者开始两轮拍卖活动，期间允许团体助理为拍卖现场营造适当的紧张气氛。参与拍卖的沙具数量是现场成员数量的 1.5～2 倍，沙具的褒贬种类及比例如前文所述。

（5）第一轮拍卖中，带领者不一次性公开所有拍卖品，而是准备好一定数量的沙具后，进行逐一介绍、拍买，一件结束（成功竞拍或流拍均可）后再展示下一件拍卖品。第一轮拍卖规则设置的目的是团体成员在无预期情况下选择代表自己所需人格特质的沙具，既有可能抢拍到自己心仪的沙具，也可能错失良机，从而促发成员的心理感触。

（6）第二轮拍卖中对于代金卡兑换的要求同前，本轮拍卖前带领者更换部分或全部拍卖沙具，然后将拍卖品全体公布给成员。成员得到拍卖清单后可以筹划后期的竞拍标的，必要时可以将某一拍卖沙具价值分摊后再卖给同额竞价的若干买家。

（7）团体成员需对各种个性化竞拍现象予以充分尊重，坚持价值中立、足够接纳、信守保密、真诚参与等基本原则参与团体活动，从而在尊重和保护团体成员的同时获得心理成长。

（8）以上活动步骤总用时原则上不超过40分钟。在两轮拍卖任务完成，或限定时间结束后（未完成拍卖时直接终止拍卖，带领者公布未能进入拍卖的沙具及其象征意义。此处可能出现的"依规则而终止活动"的现象需事先向全体成员告知），全体成员讨论活动感悟。

（9）带领者鼓励成员关注人际学习，在讨论中更多地关注成长性内容，并鼓励将心理成长导入生活。

说明：为增强活动中对心灵的触动，在征得成员同意后，带领者可以要求对换代金卡的物品在活动结束后暂不能取回，而是由带领者登记后妥善保存，约7～10天后再返还成员。

本模式变形之一：第三步中的规则可变化为初次兑换代金卡后，个人额度不足时不得再向他人兑换代金卡。

本模式变形之二：改为多个小组参与拍卖活动。变更的设置包括：每小组2～5人，组间人数不必完全统一；各小组最初拥有的代金卡额度一致；介绍每一件拍卖品后，允许小组内讨论1～2分钟，但不必统一等待所有小组讨论完毕再举牌竞拍；每小组只能指派一名成员举牌报价。

后期多次团体活动时需要增减具有不同象征意义、不同形象的拍卖品沙具，不建议拍卖的沙具一成不变。

讨论与解析：涉及识别自我人格特征、澄清自我价值取向、调整自我需求、了解自己人际交流时人格特质方面的影响因素、指导人际交往方向等，还会涉及如何训练延迟满足、如何培养当机立断的能力等，以及个人财务的管理能力及团队协作能力等。

33. "总结生平"团体沙盘游戏

意义：设置特殊心理与现场氛围，内省、总结心理历程，珍惜现在、改变认同。

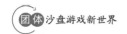

导入：我们很少去关注生命还有多少，也很少去认真觉察心理资源还有哪些，于是，在现实中可能渐渐远离了初心。"总结生平"团体沙盘游戏帮助我们在虚拟背景下探索真实的内心，在一路回忆中重拾初心。

准备：常规沙具一套或多套，沙盘多张。

规则：

（1）每位成员独立使用单盘，或使用单张沙盘的一半进行操作。沙具可以多人共用。单名带领者所带领小组的成员不超过8人。

（2）成员独立使用沙盘作品表达生平总结，推荐内容为人生最重要目标、大致年龄段的成就、对他人及家庭的贡献、自我评价、社会评价等。成员间无需相互参考。不限制沙具的使用。限时10分钟。

（3）每人用3~4分钟全面介绍自己沙盘作品的内容。

（4）团体交流，例如通过团体沙盘交流来关注自己或他人的部分人生目标，目标达成或失败的原因，如何界定和评估贡献，以及如果可以再次呈现该主题沙盘的话自己会做出哪些变化，等等。交流限时10分钟。

（5）拆除现场的所有作品，离开沙盘场景后有利于团体将讨论导入到成员的现实关注点和修正处，从而鼓励成员深入探讨生活经历并面向未来。

（6）保持沙盘主题，各成员融合讨论交流内容后再次独立完成各自的沙盘作品。操作限时10分钟，然后再次升华交流。

（7）带领者鼓励成员在第二轮升华式讨论中更多地关注成长性内容，并鼓励成员将心理成长导入生活。

讨论与解析：涉及人生梦想、内心渴盼，和支撑自己的精神动力。带领者既应鼓励成员呈现内心珍藏的梦想，更需催化成员相互帮助探索如何复苏和实现梦想，从而处理现实与初心间可能存在的冲突。

34. "知情意"团体沙盘游戏

意义：呈现并学习每个人处理事务的认知模式、情感模式和意志行为模式，在多样化信息中完善自我、帮助他人。

导入：世界上处理困惑与苦恼的方法千差万别。一件小烦恼可能因为一笑而泯，也可能因为冲动而导致事态失控，对于事件的认知、情感和意志行为等值得人们学习。"知情意"团体沙盘游戏呈现多样化的处理模式，让我们在互通你我中寻得自我认可。

准备：常规沙具一套或多套，沙盘多张。

规则：

（1）每位成员独立使用单盘，或使用单张沙盘的一半进行操作。沙具可以多人共用。单名带领者所在小组的成员限度是 2~6 人。

（2）每人将所使用的沙盘区域平均四分区，按左上、右上、左下、右下的顺序分别使用沙具呈现问题/事件、处置思路、此时此的心情、执行行动 4 项内容（图 2 - 2 - 1）。成员拟定事项主题，沙具沙型自由使用。限时 15 分钟。

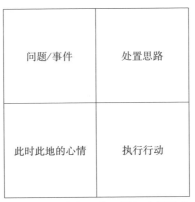

问题/事件	处置思路
此时此地的心情	执行行动

图 2 - 2 - 1　沙盘四分区及相应展示内容

（3）每人用时 5 分钟，逐一介绍自己的沙盘作品。成员间暂不沟通沙盘作品的内容，但每位成员需要自己采集好供后期交流讨论的材料，例如对他人的观察要点、自我学习的示范内容等。

（4）进行第一轮讨论，注意倾听、觉察自我及他人的心理呈现，可学习他人处理同类事件或情绪的模式，学习新理念、交流困惑等。

（5）经前期呈现和成长，再次进行分区操作。原则上保持原主题与事件，但需尽力代入新习得的内容，尝试呈现新沙盘。限时 10 分钟。

（6）带领者鼓励成员在第二轮升华式讨论中更多地关注人际学习，关注成长性内容，并鼓励成员将心理成长导入生活。

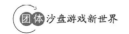

讨论与解析：涉及认可或修整的自我处理模式、学习他人模式、减轻自我特殊感、呈现差异化的现实，也可涉及知情感与人格关联。

35. "生命倒计时"团体沙盘游戏

意义：辅助团体成员学会珍惜时间、活在当下、选择生活，有利于去除"特殊化"感、澄清个人价值观，以及帮助参与者觉察人格及提高时间使用效率等。

导入："生命倒计时"团体沙盘游戏能够帮助我们看到并读懂内心深处真正渴望着什么，使投入的参与者能够有机遇触碰自己最为敏感的灵魂瑰宝，进而使我们在未来道路上做到"不忘初心"。让我们都静下心来，共同打开或许是曾经的、尘封的，也或许是一直在守护着生命的那颗明珠。

准备：常规沙具一或多套，沙盘数量与成员数量相同，或是成员数量的二分之一或四分之一。带领者以"最后时刻"主题图片、离别场景图片、舒缓节奏的背景音乐，或适度言语导入等形式营造安静、放松的中性情感氛围，无需刻意营造悲伤、低沉或感恩等氛围。

规则：

（1）本游戏中成员的想象能力会影响团体活动效果，故带领者需首先筛选成员想象力。建议将想象力过弱者、过于低暗示者、过于理性者剔除，同时对高想象力或易受负面环境暗示的成员做好心理保护。活动结束后，带领者必需下达"想象结束，本次心理成长活动结束"的指令，以保护所有参与者。

（2）多沙盘平行进行，每位成员独立使用一张沙盘，或将一张沙盘平均二等分（四等分）后供两位（四位）成员分别独立使用。成员数量上限与沙盘数量相关，单名带领者带领人数建议不超过 6~8 人。

（3）带领者做好氛围营造和维护，配合背景音乐的言语导入下，全体成员首先进行 3~5 分钟"人生最后 3 分钟"的内容想象。达到现场安静、放松的氛围后，带领者指导成员将"最后场景"呈现于自己所属的沙盘区域，沙具、沙型使用无限制。期间不限制是否讨论，但需说明不必相互参考沙盘内容。本步骤操作沙盘环节限时 6 ~ 8 分钟。

（4）带领者依据现场情感氛围，缓慢推进每位成员的作品介绍，建议每人用时 3 分钟。团体需要充分允许部分成员沉默、讷语、啜泣、适度愤怒等任何形式的表达，禁忌因某成员沉默等原因而生硬地跳过该成员。带领者做好时间告知，3 分钟结束后再轮换另一位成员是尊重参与者的表现。

（5）通过成员个体面对、团体合作面对、带领者引导，以及反复告知"团体面对后，还可以进行个体督导"等丰富的处置层次来处理现场情况（如深度的情结触动等）。带领者的核心工作是依据现场情感氛围的变化，平和地推进个体情结（情绪）发生—个体情绪处理—个体意识复苏—团体关注再现—团体交流恢复—团体共同面对等各个递进环节，直至在团体讨论中感悟生活投射、觉察人格呈现、进行人际学习及祛除"特殊化"感等，特别是应关注如何将团体心理成长兑现到日常行动与实际生活中。再次强调，第四、第五步中，带领者切勿催促从个人情绪、个人复苏、关注团体、团体复苏、团体交流到团体面对的进程，并应做好处理强烈情绪、保护个体及团体等工作。

（6）带领者在本活动中需注意处理严重心理情结或过于强烈的情绪表达，对一般性的情绪波动、行为宣泄则应鼓励团体成员集体面对。

（7）带领者鼓励成员关注人际学习，在讨论中更多地关注成长性内容，并鼓励成员将心理成长导入生活。

（8）带领者最终要再次下达"想象结束，本次心理成长活动结束"的指令，以确保所有参与者回归现实。通过活动实践可知，部分团体在结果想象状态时速度较慢，此时，带领者应耐心处理，不得强行带回现实。

讨论与解析：涉及学会珍惜自己和他人的时间、体验活在当下的意义并真正兑现、澄清个人价值观、觉察团体成员人格、提高时间使用效率、唤醒"初心"并内省自我、打破普通价值取向干扰或感谢亲人及朋友的支持与呵护等。

36. "头脑风暴"团体沙盘游戏

意义：促进情商培养，打破定势思维，开拓群体及个人认知，探寻制

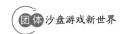

约创新的因素，体验消极性暗示与积极性暗示对创新的影响，感受在受时间限制、竞赛机制影响下如何有效创新等。从沙盘游戏技术本身学习的角度而言，本模式还可以训练学员对沙具角色、用途及延伸的象征多样性的学习，减少呆板地、教条式地使用和解读沙具。

导入：举一反三、灵活应变等是人们渴望的情商状态，"头脑风暴"团体沙盘游戏可以训练人们开拓思路，在灵活创新中不失常态。参与者在敞开心扉的同时要善于观察和学习他人，从而在互动和趣味中得到成长，并努力将获得的思考架构、应对模式应用到生活中。

准备：不同种类的常规沙具 30~50 个，沙盘一张或多张（可以简化为普通桌子）。

规则：

（1）每组 3~9 人，每组使用一张沙盘。参与成员数量的上限与带领者、沙盘数量正相关，每小组配单名带领者和单张沙盘。若将沙盘简化为普通桌子，则虽然不再包含沙子与沙型，但不影响活动效果。

（2）由带领者随机选择一个沙具，每位成员的任务是独立地、依次地按照小组人数的 2~3 倍来扩充沙具类型及功能等，并赋予扩充的、不重复的每个类型、功能一个小故事。每次赋能、描述故事的时间不低于 2 分钟、不超过 3 分钟。本步骤的变形模式为可限制小组活动总时间小于理论上的成员独立时间的加和，以促进成员时间管理能力的成长，并激发成员的主动性，使其感受时间因素对创新的影响。

（3）每位成员的扩充与表达是否有效，由团体成员集体表决。三分之二以上成员认可时方为成功扩充，然后轮换到下一位成员。

（4）第二、第三步骤的变形模式是将独立完成扩充改为允许求助。在单轮活动结束之前，每位成员只有一次向他人求助的机会，同时每位成员仅有一次施助机会。求助并施助者将被扣分。

（5）团体内讨论第一轮扩充活动的心得，推选优秀扩充者，并探寻有效扩充的心态和具体技巧。

（6）第二轮的扩充活动中，带领者随机选取 4~5 个沙具为一组合，继续进行扩充。

（7）人数较多而分组时，可在各组间展开用时竞赛。分组时，也可以在允许求助的变形模式中引入积分制——成功地独立扩充一人次积1分、求助并施助一人次扣1分，以组别间积分竞赛模式促进团体互动。一旦引入竞赛模式，则每组带领者需要把控扩充质量，避免因竞赛而降低开拓认知的质量，或由助理带领者、对方小组派出的驻组观察员把控质量。

（8）扩充活动结束后，团体内展开讨论。带领者鼓励成员在讨论中关注人际学习，更多地关注成长性内容，并鼓励成员将心理成长导入生活。

本模式的变形是在原基础上续接难度和趣味性都有所提升的反转式接龙。届时先将前两轮扩充的沙具完全撤掉，换上1~4个沙具，其间至少含有一个人物类沙具作为后续故事接龙中连续存在的主角。全组成员使用新沙具完成2~3轮的循环式接龙，起始成员定下故事主角后不再更换。在每位成员配额的1~2分钟内，需延续前一位成员描述的故事及主角、配角、场景等，但必需将主角的内心情绪、事件成败等进行反转，期间，全体沙具均要涉及，并有效配合情绪等的反转。例如，前一位成员描述道："小明（男孩沙具）今天去旅游，在山清水秀的景区里看到了小卖部（沙具），他买到一个面具（沙具），心情高兴极了……"结束后，下一位成员接力道："小明继续向山里走去，突然，小卖部老板追上小明说他忘了付钱，而小明坚持说已经付钱，在二人的争执中面具摔到了地上，碰掉一个边角，小明的心情沮丧极了……"接龙的下一位成员需努力将小明的情绪状态再反转描述为愉悦类。

变形模式中的监管、通关标准等参照原模式。当成员完全熟悉反转游戏后，所选的1~4个沙具中可不再限制是否含有人物类沙具，而改为由成员自由决定哪一个沙具是故事主角。

本变形强调：所有成员接龙中主角不得更换，故事需连续，但更换描述者时主角的情绪、事件状态必需反转。

在反转表达中，本活动可延伸至情绪与元情绪领域，从而可训练参与者（儿童、成人均可）的情绪识别、情绪表达、情绪监控、情绪反馈和修正等能力。

讨论与解析：主要涉及情商训练，涵盖如何在突破思维定势时保持较

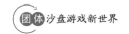

好的心理状态，如何学习或接纳他人的认知，如何将发散性认知保留在非偏离社会文化的范畴内，等等，还包括面对失败、认识人类认知局限性等逆境商训练。可以引导成员交流创新的制约因素，如个人心理状态、社会影响（消极性暗示与积极性暗示对创新的影响，时间限制、竞赛机制的多向性影响等）、创新动机或意义等。

37."故事万花筒"团体沙盘游戏

意义：催化发散性思维，帮助人们打破思维定势，减少自我负面暗示，学习创新性思维。此外，还可帮助人们认识到每个人表达的内容之间可能存在巧合、一致或很大差异，从而最终使人们学会换位思考、倾听他人、尊重个性化差异、利用集体力量解决问题等。该团体游戏还可用于故事创作、演讲训练等学习场合。

导入：为什么面对同一件事情时，人们是仁者见仁，智者见智的？为什么我们有些时候推测的他人内心与实际情形相差千里？"故事万花筒"团体沙盘游戏帮助我们了解每个人都会有独特的思维方式和内心诉求，以及被他人或不被他人真正理解的情绪等，最终促使人们学会尊重、善于倾听和接纳个性化差异。

准备：常规沙具 30～50 个或一套，沙盘一张或多张。

规则：

（1）每组 2～9 人，每组使用一张沙盘，多组可共用一套沙具。每 1～2 个小组配单名带领者。

（2）带领者（或团体助理）设定普通沙盘作品一个，以包含 10～15 个沙具、1～2 处沙型为宜。如果是某位成员自愿进行设定，则需向其告知该沙盘作品在后续活动中会被全体成员自由地进行认知和描述，并在征得该成员同意后再使用这一作品。

（3）按以下规则设定沙盘故事创作数量：小组人数为 2～4 人时，故事数量是小组人数的 2～3 倍，4～5 人时故事数量，是人数的 2 倍，6～9 人时，故事数量是人数的 1～2 倍。全体成员依次讲出不同的、不重复的故事，或参照"头脑风暴"团体沙盘游戏活动规则激发成员的创造性思维。

每人用时 2~3 分钟。

（4）新创作故事的有效性、时间配置、多组竞赛等均可参照"头脑风暴"团体沙盘游戏。

（5）团体内讨论故事的创作心得，推选优秀完成者，探寻有效创作的心态和具体技巧。

（6）带领者鼓励成员在讨论中关注人际学习，更多地关注成长性内容，并鼓励成员将心理成长导入生活。

讨论与解析：涉及如何才能善于呈现和使用发散性思维，例如成年人的开拓训练、小学生的故事创作等，也可涉及共情与尊重训练等。

38. "知难而进"团体沙盘游戏

意义：训练观察他人需求、表达自我欲求、挫折耐受的能力，以及营销技巧、团体合作能力等。

导入："知难而进团体"沙盘游戏的设置中成员必需完成推销沙具的任务，期间需要觉察他人的真实需求，尝试沟通与掌握他人目标，表达自我，及时修正沟通技巧，耐受挫折和团体合作营销，等等。让我们积极而真诚的参与其中，感受成功的快乐和失败的烦恼。在活动中，我们将学会如何与人有效且快乐地合作。

准备：常规沙具数十个或一套，沙盘一张或多张。

规则：

（1）每组 4~10 人，每组使用一张沙盘，多组可共用一套沙具。每 2~4 个小组配单名带领者。参与者数量与带领者、沙盘数量正相关。

（2）小组内的 4~10 人随机分为创作组和添加组，两组人数可以相同或有一人的差异。

（3）创作组首先在自由讨论下完成一个沙盘作品，大约包含 15~18 个沙具、1~2 处沙型。限时 6~8 分钟。因创作组作品主题需要保密，所以添加组成员需回避作品创作过程。

（4）添加组成员内部按抽签顺序，或自由顺序尝试向作品中添加沙具，每人增添沙具的配额是 3~4 个。添加组成员尝试说服创作组接受自己

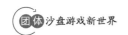

推荐的沙具，创作组有权拒绝，而添加组原则上需要完成添加配额。带领者需要避免出现强制添加、"买通"添加等。本步骤的核心：为原则上创作组全体成员一致同意某个沙具可以添加时，添加组成员方可将沙具放入。不允许添加组成员间替代他人完成任务，但需要提醒添加组成员注意他们共属于一个团队。限时 10 ~ 12 分钟。

（5）对时间结束而未完成配额的成员，团体给与讨论、帮助，成员本人进行自我觉察，决定是否加时处理，等等，如有加时则不超过 3 分钟。

（6）首轮活动结束后，团体内讨论初步感悟，例如对不同立场的理解、如何协调团体任务与个人观点之间的关系，等等。

（7）轮换创作组、添加组双方角色，添加规则不变，限时完成任务。

（8）团体讨论现场感受，感悟共情、尊重和团体协作等。

（9）带领者鼓励成员关注人际学习，在讨论中更多地关注成长性内容，并鼓励成员将心理成长导入生活。

讨论与解析：涉及观察他人内心、觉察他人心理需求、尝试沟通双方观点、收集他人目标的相关信息、站在对方角度修正自我预期、承载并处理人际沟通挫折、坚持沟通过程重于沟通目标、感受个体与团体合作的能量差异等，也可以涉及商业营销训练等领域。

39. "随机应变"团体沙盘游戏

意义：训练参与者快速转换自我资源的能力，开发自我资源的多元性认知和功能，在资源共享中体验团队合作的意义、团队内差异的价值等，学习他人处理多样性现实的方式。

导入：如何打好一幅良莠不齐的牌？如何恰当地运用人脉资源？"随机应变"团体沙盘游戏可以帮助参与者打破惯性思维，通过学习处理自己和他人的沙具而感悟超越美丑的智慧人生。

准备：常规沙具数十个或一套，沙盘一张或多张。

规则：

（1）每组 3 ~ 8 人，每组使用一张沙盘，多组可共用一套沙具。每 1 ~ 2 个小组配单名带领者。参与成员数量与带领者、沙盘数量正相关。

（2）当有 5~8 人参与时，执行第三至第五步骤的方案：每人自由选择 4 个沙具备用（需包含一个自己讨厌的沙具），向小组成员介绍沙具及说明好恶的原因，介绍后不再更换或添加沙具。

（3）第一轮操作是每人自由地派出 3 个沙具，在团体讨论、交流中完成自由主题的共识性沙盘，并在团体描述作品、呈现故事情节后拆除。带领者建议或引导小组成员关注沙具的使用，尤其是可以关注对讨厌型沙具的处理。本步骤限时 15 分钟。

（4）第二轮操作由带领者指定具体主题（注：指定主题越具体，则越可以增加活动难度，且越有可能带来更多的团体成长），此主题可以考虑现场沙具的具体情况，但无需兼顾每一个沙具的应用可能，如"我的星期天生活""最讨厌的相亲场面"等。在不能再增添沙具的前提下，每人派出余下的一个沙具，同时向其他成员租借两个拟使用沙具（无论此沙具属于对方选择沙具的哪一范畴，也无需考虑第一轮中该沙具是否已经使用过），此处的"租借"是必需执行的规则。在团体讨论、交流中完成指定主题的共识性沙盘，并在团体描述作品、呈现故事情节后拆除，描述中必需赋予每个沙具实质性的角色和功能。本步骤限时 15 分钟。

（5）两轮活动完成后，团体内讨论心理感悟，例如突破自我局限、学习他人的临场发挥或转化、团队沙具和精神资源有助于任务的完成、觉察团体活动和个体活动间的差异等。

（6）当为 3~5 人参与时，执行第七至第九步骤的方案：每人随机选 6 个沙具备用（需含两个自己讨厌的沙具），向小组成员介绍沙具及说明好恶的原因，介绍后不再更换或添加沙具。

（7）第一轮中，每人派出 4 个沙具，在团体讨论中完成自由主题的共识性沙盘，后拆除。具体细节参照第三步骤。限时 15 分钟。

（8）第二轮中指定主题，每人派出余下的两个沙具，并向其他成员租借两个拟使用沙具。具体细节参照第四步骤。限时 15 分钟。

（9）完成后团体讨论，具体细节参照第五步骤。

（10）带领者鼓励成员关注人际学习，在讨论中更多地关注成长性内容，并鼓励成员将心理成长导入生活。

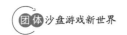

讨论与解析：涉及限定时间内如何转换自我沙具资源，并延伸至现实中如何开发自我资源的多元化功能。讨论团队合作的意义（如参与社会、家庭团体中可以共享资源，以及不同人之间的长、短处可以相互配合），认识到团队内人际差异的价值（为丰富资源并实现共享创造基础），学习他人的处理方式等，通过讨论适应模拟现实的团体，进而适应真正的现实。

40. "优秀点赞"团体沙盘游戏

意义：学习发现并表达优点，在真诚赞美中提升对自己和他人的认可度和认可能力，学会赞美式交往。

导入：习惯了谦虚的我们能够充分发现自己的优点吗？我们能够自然而流畅地赞美他人吗？"优秀点赞"团体沙盘游戏帮助我们认识自己优秀的一面，同时学会真诚地赞美他人和接受他人的赞美。

准备：常规沙具数十个，沙盘（或桌子）多张。

规则：

（1）每组3~8人，设单名带领者。

（2）每位成员自由选择与自我（如人格侧面、行事风格等）接近或类似的沙具，数量为1~4个/人。活动中小组内每位成员的沙具数量需要保持一致，限时3分钟内完成选择。依成员位序围成沙具序列。

（3）抽签（或自荐、推荐）决定谈优点的顺序，包括持有人在内的全体成员逐一对每位成员所选的所有沙具谈优点。本轮的"优点点赞"仅针对沙具进行，每位成员发言时间为2~3分钟。

（4）抽签（或自荐、推荐）决定谈优点的顺序，全体成员逐一对所有成员（含本人）谈优点，关注的方向以后天呈现、个人努力等相关内容为主，涉及身高、相貌等先天特质的内容宜较少。被称赞的成员充分感受他人所谈的优点，带领者需说明"每人需接纳或先行关注他人所谈到的自我优点，不立即否认或推辞"，同时确保所有成员均被称赞。每位成员发言时间为3~5分钟。

（5）成员逐一介绍所选沙具的优点与自己的优点的关联性及一致性，

感悟自身优点并强化自信。

（6）团体讨论优点觉察、表达、接纳，以及自我觉察与他人觉察间的差异，进而讨论如何将优点导入生活，如何帮助他人获取更多优点等。

（7）带领者鼓励成员进行现场人际觉察和学习，引导成员将心理成长导入工作、生活，并反馈回团体活动中。

讨论与解析： 涉及觉察并向自我及他人表达积极面，如何接纳并融合自我的积极面，以及进一步学会应用积极存在。

本模式的变形是增加"成员相互增加优点沙具"环节。经过充分自我沙具呈现后，鼓励每位成员自由地为他人增加 2~4 个优点相关沙具。增添过程中及后期他人介绍具体优点内容时，当事人需保持关注与接纳，勿"谦虚式推辞"。

41. "情绪升级"团体沙盘游戏

意义： 觉察、体验和掌握情绪发生与演化规律，去除自我对情绪处置的"特殊化"感受。同时，认识到人们看待事件、产生情绪的个性化差异，进而尊重情绪变化，顺"情势"而为，尊重个体间的多样性。

导入： 人们希望自己能够控制情绪，但往往被情绪所驱使，幡然醒悟时，有些事已既成事实。与其迷失在虚假的情绪控制中，不如先了解情绪的发生和演化规律，然后顺应情绪变化特点而采取适当的干预措施，将情绪对人们的影响适度降低。"情绪升级"团体沙盘游戏将帮助我们认识情绪，促使我们与情绪协调、共存，顺势而为。

准备： 常规沙具一套，沙盘一张或多张。

规则：

（1）每组 4~6 人，一组中多人共用一张单盘，或沙盘平均二分区（或四分区）后每人独立使用一个分区进行。现场中成员环绕于沙盘周围（单盘模式），或围成能够有效循环的座位（分区模式）。一名带领者的带领上限是两个小组。

（2）每次团体活动时，各小组先确定当次活动呈现的是"正性情绪"还是"负性情绪"，然后选出一名起始成员，并确定成员通过沙盘作品表

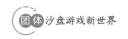

达情绪的升级顺序。

（3）起始成员首先完成沙盘作品，确定本组欲表达情绪的起始基调，后续成员再完成作品，并表达出比上一位成员更重的情绪。对于起始成员呈现的情绪强度，其他成员有建议修订的权利，但初始成员本人有权维持其呈现程度。每位成员用时 3 分钟、在自己的沙盘区域内，使用 4～6 个（不以"套"计）沙具、自由设置沙型（具体沙具、沙型无强制要求），摆出含有明显情绪要素的沙盘作品，该情绪要素的强度要高于前一位成员的沙盘作品所表达的情绪强度。本步骤中，从起始成员开始将正性或负性情绪逐人升级，后一位成员需要努力表达出比上一位成员更重的情绪要素（具体沙盘作品内容自由设置），直至团体成员体验到情绪发生—发展—顶峰—下降变化规律中的"拐点"出现。带领者鼓励团体成员在轮至本人操作情绪要素沙盘作品时，尽量突破个人喜好而努力展现团体需要表达的情绪强度。

（4）每位成员在制作沙盘作品时，需要将完成的作品介绍清楚，尤其突出描述其中的情绪要素。描述后，由全体成员讨论确认是否在情绪强度上超过了前一位成员所表达的内容，讨论后认为不合格的升级作品需及时修订，直至被团体认可。

（5）团体内讨论现场情绪表达的特点及对情绪的感悟，例如情绪及其产生原因的多样性，情绪强度评估时的成员间个体差异，情绪发展变化规律，情绪自身规律与实际生活的结合，等等。

（6）带领者鼓励成员多关注人际学习和成长性内容，将心理成长导入生活，并反馈回团体活动中。

讨论与解析：涉及掌握情绪发生及演化的规律，如何善于顺应情绪变化而行动，如何善于降低情绪负面影响和扩大积极影响，以及如何接纳个体表达的差异。

42．"趋利避害"团体沙盘游戏

意义：呈现个体的向往和厌恶，以此呈现和觉察人格特征。使参与者在深入成长中学会超越好恶的简单区别，更智慧地面对生活。

导入：生活中可以通过观察一个个体的喜好而明了他的人格特点、价值取向，"趋利避害"团体沙盘游戏通过精炼的形式帮助参与者觉察自己和他人，在活动中真诚地参与，将会使你迎来真实的自己。

准备：常规沙具一套或多套，沙盘多张（沙盘数量与参与者数量一致）。可用小方桌替代沙盘，但使用方桌摆沙具时无法配合沙型。

规则：

（1）每组 4~10 人，每人独立使用一张沙盘，成员自己将沙盘内部均分为两个部分待用。多张沙盘呈封闭的环形分布，作品完成前成员坐于圆环外缘。

（2）成员在沙盘二分区内分别呈现自己喜爱和厌恶的两个沙盘世界（注意尊重成员隐私保护和自愿表达的原则），沙具、沙型自由使用，在 15 分钟内完成两方面的作品。

（3）每人用时 5 分钟，逐一介绍自己的两个作品。带领者维护现场的尊重、保护氛围，不可随意评判、议论他人，杜绝亚团体交流。

（4）确认成员清晰地了解每个作品所表达的内容后，带领者指导成员离开自己的作品去观察他人作品。每位成员需在沙盘圈内环尽量趋近他人作品中自己喜欢的，远离他人作品中的自己不喜欢的。限时 10 分钟。

（5）带领者观察场上"靠近所好与远离所恶"的变化，当多数人选定自己的位置后，带领者要求各位成员固定位置。带领者鼓励成员观察现场选择，觉察自己的好恶在群体内、不同个体间的反应。

（6）依据现场感受分析成长，引导成员认识到个体经历、记忆、认知、评价、情绪反应和行为应对等的多样性，感受多样性带来的成长，还可以交流、讨论面对好恶事件时的策略。

（7）带领者鼓励成员多关注人际学习和成长性内容，将心理成长导入生活，并反馈回团体活动中。

讨论与解析：涉及觉察人格特征，以及觉察个体间好恶不存在绝对标准，进而就好恶可以超越、幸福源于新角度的认知等进行解析。

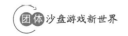

43. "寻找 X – man"团体沙盘游戏

意义：训练觉察他人时的敏感性，应对暗示或从众的能力，这将既利于学习对他人信任，也利于准确识别身边的人。

导入：如何识人识面又识心？"寻找 X – man"团体沙盘游戏在择机干扰和注意隐蔽、观察和推测中，让我们收获细节觉察、排除暗示、独立思考、信任他人和适度质疑等能力。

准备：常规沙具一套或多套，沙盘多张（沙盘数量与参与者小组数量一致）。

规则：

（1）每组 4~8 人，每组独立使用一张沙盘，多组可共用一套沙具。每位带领者最多带领两个小组。

（2）每小组成员逐一抽签，选出 X – man 一人（以上操作需注意保密），带领者、全体参与者无需知晓或分析谁是 X – man。X – man 自己隐去身份后自由地参与团体活动，既参与团体活动又适度影响团体进度，还要保护自己的身份不暴露。团体活动以多人同时参加、个体拥有独立表达权、沙盘作品集体运作等为特点〔例如多人预选静默式或交流式、多人平等交换式、多人接龙式、多人双面向式等团体沙盘游戏模式〕。由于带领者本人同样并不知晓 X – man 是谁，因而可适度催化团体中的不确定、多对象反复推测等氛围，此举的目的是有利于讨论阶段成员内省如何处理不确定感，如何面对选择性认知、如何处置暗示和从众，等等。

（3）分阶段（例如每隔 5~6 分钟）让团体成员推测 X – man 是谁。每位成员保密地写出自己推测的成员名字，交由带领者暂时保管。直至团体活动操作结束后，带领者组织团体成员统计出被推测为 X – man 次数最多的几位成员，要求部分成员（不低于团体人数的一半）陈述自己推测的依据。总结后，团体再次集中推测 X – man 一次，此时由上一轮未发言的成员陈述理由。

（4）X – man 成员公开自己的身份，与前期团体推测对照。无论过程中及结果是否精准，团体成员均跳出团体活动的具体细节，着重讨论本活动带来的心理感悟。带领者可以适当导入"疑邻盗斧""一叶障目"等典故催化现场讨论。

（5）带领者鼓励成员多关注人际学习和成长性内容，将心理成长导入生活，并反馈回团体活动中。

讨论与解析：涉及通过细节觉察外界，减少暗示或从众心理，学习信任或适度质疑自己与他人，等等。

44. "梯级任务"团体沙盘游戏

意义：懂得人们对事件影响严重程度的认识和判定具有很强的个性化色彩，通过觉察不同个体的个性化差异而学会突破自我限制。

导入：事实告诉我们，生活中一些自己认为难以面对的大事有时仅仅是他人一笑而过的小插曲。如果我们能够掌握跳出自我局限的能力，将会把生活事件带来的影响调适到较易面对的程度。"梯级任务"团体沙盘游戏帮助我们超越自我局限，在努力参与中达成智慧状态。

准备：常规沙具一套（或多套），沙盘（或桌子）多张，沙盘（桌子）数量与参与者数量相关。

规则：

（1）每组 5~8 人，单人单盘或单人使用沙盘的平均二分区进行，成员呈环形分布，便于呈现、相互观察和交流沙盘内容。多人可共用一套沙具。每位带领者最多带领两个小组。

（2）以成员自愿坦露自己内心事件为前提，团体内选出一名事件陈述者。连续性的团体活动中，由首位描述者带动的第一轮活动结束后，下一轮中需要重新选出自愿参与的新描述者。

（3）描述者按顺序陈列并描述带有自我个性化感情色彩的 5 件事情，每轮活动中的事件属性要统一，如渴望（或厌烦，或恐惧，等等）做某些事情。例如，5 个分级的事件分别为：①一般厌烦……②比较厌烦……③很厌烦……④极其厌烦……⑤永远不愿意……带领者维护好尊重、共情与接纳的团体活动氛围，以利于团体事项呈现。

（4）全体成员（包括描述者）按照描述的分级程度顺序，同步在自我沙盘区域内逐级呈现事项，沙具、沙型等无限制。事件呈现中，既要尽力呈现本轮描述者所关注的个性化内容，也可有各操作者自我心理的适度兼顾、呈现。每一级别事项的沙盘游戏呈现限时 6~8 分钟，统一操作结束后各成员进行逐一介绍（每人用时 1~2 分钟），以团体现场中的个体间差异性来促发讨论和使团体共同面对。每一级别事项呈现后，至少讨论 10 分钟。因每一级别均需认真呈现及适当讨论，故成员较多时，团体活动时间会较长，存在一次团体活动中不能进行完所有级别事项的可能，带领者需要提前向团体预告这种可能性，并在后续团体活动开始时做好活动衔接。

（5）每一级别事项处理（包含沙盘呈现和讨论）完毕后，再呈现和讨论上升一个级别的作品，直至最高级别结束后完结本轮活动，进而开始下一位描述者启动的新一轮团体活动。

（6）全部呈现和讨论结束后，每位成员分享对于事件原貌、事件影响等的感知，从而促进情智变化。

（7）带领者鼓励成员多关注人际学习和成长性内容，将心理成长导入生活，并反馈回团体活动中。

讨论与解析：涉及觉察个体间的个性化差异，以及通过觉察差异而带来的去特殊化，进而超越自我、智慧面对生活。

45. "我的负面"团体沙盘游戏

意义：初期是呈现负性存在（如负性情绪）而外化无意识、处理情绪，中期能够处理情结对现实的影响，最终部分可促使成员觉察并善用负面存在的积极或发展性意义，并尝试将其导入生活、改变生活。

导入：记忆中的或是现实中的负性存在（如痛苦的失恋、悲伤的遭遇等），还在影响着我们的心情和生活吗？负面存在仅有如此消极意义吗？"我的负面"团体沙盘游戏将帮助我们面对负面，进而善用负面和超越负面。"我们不主动欢迎伤害，但我们有能力面对伤害，更重要的是我们能够使用和超越伤害"，这是本团体活动的精髓所在。

准备：常规沙具一套或多套，沙盘多张（沙盘数量与参与者数量一致）。可用小方桌替代沙盘，但使用方桌摆沙具时无法配合沙型。

规则：

（1）每组 4~9 人，每人独立使用一张沙盘，或每人使用沙盘的平均二分区。多张沙盘呈环形分布，成员坐于圆环外缘以便于观察团体呈现。

（2）带领者确保团体活动尊重与安全接纳的氛围，以自愿原则为前提，鼓励成员在自我区域内独立呈现自己心中的负面内容（事件、记忆、情绪等），沙具、沙型自由使用。限时 8 分钟。

（3）带领者指导成员逐一介绍沙盘作品的内容和主题，鼓励成员逐一地、开放性地、自由地对承载着负面要素的作品表达情绪或对话交流等。本步骤初期难度较大，可以推选心理技能较好（团体开放性较高、善于表达、信任度较高等）的成员示范，也需要各成员耐心等待团体呈现的发生及到达高潮。带领者可适度引导和催化，还可以配以背景音乐等。限时 30~40 分钟，具体用时依团体人数而定。

（4）团体成员和带领者共同尝试着去感受经过充分外化和表达后，每位成员对曾经的"自我负面构成"有无情绪、认知和行为应对的变化，并进一步通过长期团体活动而努力达成人格整合，最终呈现分析心理学的"转化和超越"功能。

（5）带领者鼓励成员多关注人际学习和成长性内容，将心理成长导入生活，并反馈回团体活动中。

讨论与解析：涉及面对心理情结、去除"特殊化"、处理情绪、认知变化和人际关系变革等，后期团体活动中可逐渐增加超越伤害或痛苦、转化为成长动力等内容。

46. "归因镜子"团体沙盘游戏

意义：觉察自己惯用的归因模式及其带来的影响，从而适度调整常用模式，进而影响生活状态、改善人际关系。

导入：成功多是因为自己努力或是事件可控，失败多是由于他人干扰或不可控因素太多，诸此等等是人们惯用的归因方式，这种模式在缓解焦虑的同时却会造成人际冲突。"归因镜子"团体沙盘游戏帮助我们认识自己、体验归因和尝试改变，最终突破常规的自我，迎来新个人、新关系。

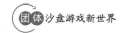

准备：常规沙具一套（或多套），沙盘（或桌子）多张，沙盘（桌子）数量与参与者数量相关。

规则：

（1）每组 3~8 人，单名带领者只可带领单个小组。

（2）每位成员先行选择 1~2 个代表自己的人物类沙具，带领者建议各位成员尽量在所选的各个沙具间建立人际关系及互动事项。例如，甲成员所选的男性教师沙具和丙成员所选的小女孩组合为师生二人，两人一起去戊成员所选的商人沙具处购买跳舞服装，但在购买时发生了商业纠纷。如果在本步骤中能够建立一些人际关系及互动事项，将利于后期的归因感悟，故可在本步骤中适当增加优化环节，即①带领者细致介绍及示范人际关系及事项互动如何建立；②给予成员 5~8 分钟的建立时间；③人际关系建立及事项互动属于优化活动效果的环节，但不是必需环节。上述 3 个环节的设置需要带领者依据团体成熟度灵活处理。包含选沙具的 2~3 分钟在内，本步骤限时 10 分钟。如需添加其他沙具丰富故事情节，则可待本步骤后期讨论中依需求再进行。

（3）共同讨论下，小组完成一个包含每位成员沙具的集体沙盘作品（此处集体沙盘作品建立在前期人际关系发生及事项互动的基础上，属于优化活动效果的环节，不是必需环节）。带领者必需完成的是引导每位成员安排代表自我的沙盘角色既有成功事件，也有失败事件，且至少成、败事件各一，事件尽量具体，且不涉及隐私。完成事件安排后，再进行逐一陈述。

（4）指导全体成员逐一结合沙盘事项进行一轮内归因呈现，每位成员陈述时间不低于 1 分钟。每位成员陈述内归因后，需向团体三分之二以上的成员求证是否属于内归因形式，被否决时再次进行内归因陈述，直至获得相应的通过认可。必需注意，本步骤只要求进行内归因形式呈现，不限制所结合事项的属性是成是败。带领者既需要把控仅能呈现内归因，又要注意保护过度内归因的成员，同时记录好每位成员陈述时结合事件的成败属性（不允许限制属性，但需要统计及后期分析属性）、现场无意识信息等。

（5）团体内简要讨论内归因感受，建议用时约 5 ~ 10 分钟。

（6）指导全体成员再集中进行一轮外归因呈现，具体要求与第四步相同。

（7）团体简要讨论外归因感受，建议用时约 5 ~ 10 分钟。

（8）团体最终交流对外归因、内归因的感知，交流呈现归因时所结合事件属性的规律，促进情智变化。

（9）带领者鼓励成员进行现场人际觉察和学习，需要时可在现场进行新归因模式模拟、挑战本人原归因习惯等，引导成员将心理成长导入生活、反馈回团体活动。

讨论与解析：涉及自我归因习惯的觉察和认知，进一步解析归因习惯对情绪调整、人际关系的影响，再结合现场人际反馈而尝试较全面的归因，例如成功时应内、外归因兼顾等。

47. "它变了吗"团体沙盘游戏

意义：通过多次对模糊主题作品的自由修订，感受思维定势的影响，进而学习突破惰性、减少从众，珍惜生活中的变化与机遇。

导入：初到一个陌生环境时，人们可能会发现有些地方难以适应，但适应之后就会忘记曾经所不习惯的因素，比如空气太干、尘土太多……适应能力既可以降低人们的焦虑感，也会使人们慢慢沉寂。"它变了吗"团体沙盘游戏帮助我们感受适应和惰性的力量，同时催化我们觉察变化所在、珍惜可以有所突破的机遇。

准备：带领者准备约含 20 个沙具、1 ~ 2 处沙型的主题模糊（或清晰）的沙盘作品。

规则：

（1）每组 3 ~ 8 人，每组单用一张沙盘，以及其中事先备好的预备作品。

（2）每位成员自由添加 2 ~ 5 个沙具，每人能够添加的沙具数量与成员人数反相关，且同时受到原沙盘沙具数量的影响，以添加后不过于拥挤为准。限时 5 分钟内完成。团体共同观察现场作品的变化，初步讨论主题

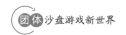

有无变化及其变化情况。

（3）每位成员遵照规则撤出 2～5 个沙具，每人能够去除的沙具数量与成员人数反相关，且所撤沙具不能是本人添加的，即可以去除原作品中存在的沙具或他人添加的沙具。限时 5 分钟内完成。团体再次观察现场作品的变化，初步讨论主题有无变化及其变化情况。

（4）团体讨论。常见的讨论内容如无论沙具如何增减，大多数成员依然感到作品主题变化不大，带领者可以引导成员认识人的惯性思维、先入为主感等，进而讨论打破定势思维的策略及意义。

（5）带领者鼓励成员进行现场人际觉察和学习，引导成员将心理成长导入生活，并反馈回团体活动中。

本模式变形之一：不事先准备沙盘作品，改为由成员现场制作。例如带领者认为盘面先行承载 25 个沙具后，仍能再添加 10 个沙具，此时按 25 个沙具给 5 位成员每人平均配额 5 个沙具，各成员在未知集体主题的情况下自选 5 个沙具，集合为 25 个沙具后自行讨论完成集体共识作品。初步明确主题后，每人自由增加两个沙具，再次观察作品主题有无变化。然后，每位成员均去除非自己加入沙具中的 4 个，再次观察作品主题有无变化。

当有两个小组参与时，可采用本模式变形之二。本变形是各小组内部首先完成先增后减的原模式操作，带领者指导两组成员随机交换约占总数三分之一的沙具（例如双方作品相同位置的沙具一对一交换），然后督导成员再次观察作品主题有无变化。

讨论与解析：涉及觉察认知习惯对作品主题的惯性影响，借此可催化成员发现适应力对创新、变化的扼杀，进一步解析互动作品中实际发生的变化，利用对变化的觉察而导入珍惜变化机遇、创造新生活等。

48. "深处秘密"团体沙盘游戏

意义：处理心理情结，真实面对自己，感受团队能量。

导入：每个人的内心深处或多或少都存在一些深刻的记忆或情结，它可能让我们莫名哭泣、愤怒或恐惧，也会引导我们执着地追求某些事物。"深处秘密"团体沙盘游戏帮助我们在安全、开放的环境中呈现和面见情结，在参加多轮次活动后，成员将迎来十分轻松的内心世界。

准备：常规沙具一套或多套，沙盘多张。

规则：

（1）每组3~6人，每人独立使用单张沙盘，或使用一张沙盘的二平分之一。单名带领者只可带领单个小组。

（2）带领者辅助小组再次复习团体活动协议书，达成安全、信任、保密、有效暴露和真诚面对的团体氛围。

（3）鼓励成员先进行2~3分钟的自我内心准备，重点是初步重现个人重要记忆或情结，达到自愿公开暴露的状态。必要时适度处理情绪。

（4）充分营造团体氛围和完成个人准备后，在自愿原则下，各成员自选沙具、沙型等自由地呈现心理内容。本步骤中各成员用时差异可能较大，故建议限时10分钟，带领者在必要时可提前宣布时限再加长一些。建议先行完成情结呈现的成员观察自己的作品，可进行情绪表达与处理，也可以随时修改作品。带领者陪伴团体进程。

（5）本步骤的初期，建议鼓励较积极的成员以主动自荐的方式开始介绍自己的情结沙盘作品，后期需既鼓励每一位成员真诚暴露，又尊重个别成员可能会出现的"难以面对"的状况。带领者辅导成员理解各种方式均是对内心情结的处理，仅是处理程度上有差异——内心呈现（内隐式处理），内心呈现后再沙盘呈现（象征式外显处理），内心与沙盘呈现后修订作品（象征式外显，个体处理），内心与沙盘呈现、修订后，进行言语呈现、团队面对（象征式外显，更深化的个体、团体处理）。介绍沙盘限时5分钟/人。带领者催化团体初步面对情绪。

（6）鉴于情结对情绪的重要影响，在前期情结呈现和情绪初步面对的基础上，本步骤中通过自荐等方式选出1~2名成员进行进一步情结与情绪处理。处理方式包括具体化表达、适度隔离、放松处理、宣泄、告别仪式、升华转化、认知分析、写一封"心灵信"等，通过各种整合式途径既处理情结情绪，又展示多样化方法，从而向团体及成员全面展示如何面对情结及其衍生物。带领者既需要催化团体面对情结，又需要把握应为"团体面对"，而非"团体解决"。

（7）在时间允许、团体氛围有效和个体自愿三个因素同时具备时，经过第六步的引导、示范后，可以进行对其他成员心理状态的处理。若条件不允许，则带领者可明确告知团体"连续性团体活动中逐次处理是心理成长的有效途径"。

（8）以上所有环节用时不应超过团体活动时间的三分之二，余下时间用于充分交流讨论，内容涉及个人情结、面对情结的感受、团体活动现场的学习与强化、情结的现实影响及情结变化后的效应等。

（9）带领者鼓励成员进行现场人际觉察和学习，引导成员将心理成长导入生活，并反馈回团体活动中。

讨论与解析：涉及情结产生、形成、存在、影响与处理等，以及情结与人类心理（认知、情绪等）的关系，个体面对情结的策略，团队面对情结的优、劣势，处理情结后的最终状态，等等，还可以包括对情结、情绪双面性的认知、哲学式面对、"真实面对"的本质等。本活动模式从操作到讨论解析均存在"深浅度弹性极大"的特点，带领者和其所在团体需要灵活应对。

说明：鉴于本活动涉及的心理层面往往较深，对团体成熟度要求较高，故建议用于团体活动中后期，同时做好情绪处理。

49. "自信谱"团体沙盘游戏

意义：呈现和强化自信，推动自信力的人际学习，促进人格成长。

导入：自信感既与人格等偏自然因素相关，又与学习强化相关，"自信谱"团体沙盘游戏帮助参与者回顾以往、呈现当下和预期未来，特别是可以呈现多样化的执行自信途径，从而强化自信。

准备：常规沙具一套（或多套），沙盘（或桌子）多张。

规则：

（1）每组2~6人，每人独立使用单张沙盘（或桌子）。

（2）限时6~8分钟，每位成员参照示意图摆出自己的"自信谱"沙盘，建议所有自信呈现尽量只涉及个人主观内容（例如自认为善于与人交流），少呈现对自己先天方面（如身高）的自信。自信面（即自信表现）

呈现分为过去、当前、未来预期 3 个时间维度，以及自我自信评估和他人反馈两个信息源，所涉及自信面既可以使用一个沙具（如以松树代表自感坚韧不拔、高抗压能力），也可以使用简单沙盘作品（如以一名教师在给几名儿童讲课的场景代表自己擅长与儿童交流、乐于传播爱与知识），具体设置由成员自由确定。每个区域内呈现 2~5 个自信面，也可多于 5 个。实现途径指如何发现（如以一个老人沙具代表有人指出自己的勇于拼搏，或以觉察一次考试失败的作品而发现自己颇具耐心）、强化（如以一个运动员跑步的沙具代表坚持运动、坚持做一件着眼长远的事情）、兑现（如以种下很多树木、最终形成森林来代表自己从细节做起，直至取得成就）自信。突出要点指由成员自行设置、需要特别强调的内容（如以石头代表障碍，以雪花代表寒冷的低谷，以狼代表受到非议和攻击等并强调怎样坚持度过困难的低潮期）。本步骤中，成员与成员、带领者间自由交流，尽力达成"自信谱"的完整、具体和富有个人体验（经历）呈现的效果。建议使用的沙盘布局、呈现内容如图 2-2-2 所示。

过去体验到的自信面 （2~5 个，沙具 或简单作品）	当前存在的自信面 （2~5 个，沙具 或简单作品）	预期未来的自信面 （2~5 个，沙具 或简单作品）	他人反馈的自信面 （2~5 个，沙具 或简单作品）	备用区
实现途径 突出要点	实现途径 突出要点	实现途径 突出要点	实现途径 突出要点	备用区

图 2-2-2　"自信谱"团体沙盘游戏沙盘布局及呈现示意图

（3）限时 5 分钟/人，成员全面而突出重点地介绍各维度的自信面内容，全体成员需认真、积极参与及尊重式倾听，暂不提问或交流，禁忌随意评价、嘲笑、攻击他人。

（4）经全体介绍，推荐出 1~2 名在自信表达中表现积极、讲解内容生动、富含细节的成员，或人格成熟度较高的成员，作为示范者带领小组将自信呈现推向深化。小组成员与示范者自由交流，讨论自信相关话题。限时 10~15 分钟。

（5）参照示范，小组内自由决定深化自信的人员和顺序，推动全体成员内化现场学习自信表达的有益模式。限时 15 分钟。

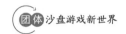

（6）经以上环节中的充分交流，现场推荐出 1~2 处自信面内容（此内容既可以是某位成员的已有表达，也可以是几名成员自信面的共性组合），在一张新的、独立的沙盘中进行如何觉察、强化、执行和实现的专项处理，小组全体成员共同参与，以集体智慧引导共同成长。限时 6~8 分钟。

（7）带领者鼓励成员进行现场人际觉察和学习，引导成员将心理成长导入生活，并反馈回团体活动中。

讨论与解析：涉及对自己的自信表现进行澄清和认知，明确自信面兑现的具体途径，人际学习自信建立与强化等。

建议：本活动在团体活动的不同阶段均可开展，且结束后择期强化同样有益，但不可因此造成团体解散困难。

50. "步步推演" 团体沙盘游戏

意义：帮助成员学习、体验和掌握从认知转变到行为改变的策略，改进学习、成长和执行事件的模式。

导入：我们如何将一件抵触的事件转化为能够执行的事件？如何突破自我局限的影响？"步步推演"团体沙盘游戏帮助参与者体验从"拒绝"、"无力应对"到"愿意尝试"，再到"我能够"的 4 个态度级别演化，最终在兑现和执行中提高自我效能感。

准备：常规沙具一套，沙盘多张。

规则：

（1）每组 3~6 人，每人独立使用单张沙盘，或使用一张沙盘的二平分之一。单名带领者只可带领单个小组。

（2）每位成员将沙盘分为 2~4 个区域，每区域自由呈现一项自己拒绝去做的事件，共呈现 2~4 项。建议带领者结合成员意见来统一各成员事项的数量。

（3）参照沙盘中呈现的拒绝类事项，每位成员逐次大声说出"我现在拒绝做……"，每项事件连续说 5 次。表达过程中，全体成员保持尊重式倾听，暂不交流，禁忌评价、嘲笑他人。

（4）全体成员表达拒绝类事件完毕后，带领者鼓励成员交流此时的内心感受，限时 3 分钟。

（5）无需改变沙盘作品设置，本步骤中将成员对事项态度从"拒绝"推演为"无力应对"。每位成员逐次大声说出"我现在无力去做……"，每项事件连续表达 5 次。表达过程中，全体成员保持尊重式倾听，禁忌评价、嘲笑他人。

（6）全体成员表达完毕后，带领者鼓励成员交流感受，限时 3 分钟。

（7）仍然不改变沙盘作品设置，本步骤中将成员对事项态度从"无力应对"推演为"愿意尝试"。每位成员逐次大声说出"我现在愿意尝试去做……"，每项事件连续表达 5 次。表达过程中，全体成员保持积极、尊重式倾听。

（8）成员表达完毕后，请各成员将沙盘作品拍照，带领者鼓励成员尝试对各自事项的部分或全部内容在沙盘作品中进行"尝试性"推演，例如在代表自己的沙具面前增加一个代表邻居的沙具，尝试与邻居沟通，或更进一步尝试就上一次吵架而向邻居道歉。本步骤不可勉强所有成员必需做出"尝试性"沙盘修改，但需鼓励至少 1~2 名积极成员做出修订，从而在一定程度上引导团体活动进程。

（9）待成员尝试性修订（不可统一要求达成某一进度）完毕后，带领者鼓励成员介绍、交流内心感受，鼓励成员相互支持。带领者辅助团体成员处理可能发生的情绪波动。限时 5 分钟。

（10）前期逐步推演成熟后，本步骤中先进行语言层次的事项态度推演——从"愿意尝试"推演为"我能够"。面对第八步骤中有所修订的、"尝试"级别的沙盘作品，逐人次地大声说出"我现在能够去做……"，每项事件连续表达 5 次。表达过程中，全体成员保持积极、尊重式倾听。

（11）成员表达完毕后，带领者鼓励成员对各自事项的部分或全部内容在沙盘作品中做出"我能够去做"推演，例如代表我的沙具正在向邻居道歉、邻居邀请自己去家里一起包饺子。本步骤不可勉强所有成员必需修改沙盘内容，但需鼓励至少 1~2 名积极成员做出修订，以继续引导团体活动进程。

（12）待全体成员尝试性的"我能"修订（不可统一要求达成某一进度）完毕后，带领者鼓励成员介绍、交流内心感受，鼓励成员间相互支持。带领者辅助团体处理可能发生的情绪波动。限时5分钟。

（13）逐级别推演结束后，进行适当的总结式交流。

（14）带领者鼓励成员进行现场人际觉察和学习，引导成员将心理成长导入生活，并反馈回团体活动中。

讨论与解析：涉及认知与行为转化对个体的影响，以及团体的支持性能量的作用，等等。

说明：①本团体活动用时弹性较大，若一次活动中无法完整进行时可分次开展，后期续接前期活动时需要有适当的衔接处理；②分次、逐环节开展本团体活动，一定程度上能够发挥间隔时间对成员的认知、情绪的转变功能。

51. "幸福账单"团体沙盘游戏

意义：提升幸福感，掌握达成幸福的策略。

导入：幸福事件处处存在，达成方法数不胜数，但如何去觉察幸福事件并达成幸福人格呢？"幸福账单"团体沙盘游戏帮助参与者通过呈现具体化事件来明确实现策略，并最终掌握幸福的"金钥匙"。

准备：常规沙具一套，沙盘多张。

规则：

（1）每组3~8人，每人独立使用单张沙盘，或使用一张沙盘的二平分之一。单名带领者可带领1~3个小组。

（2）成员将沙盘进行分区，带领者与成员共同讨论所采用的分区及幸福事项的设置方式（即单沙具或简单作品），每轮活动中需要全体统一。可选方式有：自由分区，每一区域呈现一件幸福事项；五分区，每一区域代表一个工作日，其间呈现一件工作相关的幸福事项；七分区，每一区域代表一日，其间呈现一件幸福事项；也可在以上各种分区中，每一区域呈现1~3件幸福事项。建议以上事项具备以下特征：近期发生、真实存在、具体化、富含细节。限时5~15分钟（依据分区及事件数量而定）。

（3）逐一介绍自己的幸福事项，全体成员保持积极、尊重式倾听，不可评价他人事项，尊重每个人的幸福标准。

（4）再次逐人介绍，内容是各幸福事项的达成方法，每人限时不宜过短（如5~6分钟/人），以充分展示如何实现幸福生活。

（5）团体自由交流讨论。

（6）带领者鼓励成员进行现场人际觉察和学习，引导成员将心理成长导入生活，并反馈回团体活动中。

本模式变形之一：在自我呈现幸福事项的同时，预留一个区域供其他成员使用，其他成员自由地在他人预留区通过沙盘作品表达自认为的对方的幸福事项。建议当事人在倾听他人对事项的说明时积极接纳。

本模式变形之二：在自我呈现已发生的幸福事项的同时，展现预期的幸福事项，之后重点结合现场呈现的幸福达成策略去展望预期幸福的实现。

讨论与解析：如何提高幸福感，以及如何主动实现幸福。

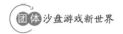

第三节
家庭类团体沙盘游戏

1. "表达心声"团体沙盘游戏

意义：学习向家庭成员及其他人表达自己的意愿，同时学习他人的处理模式，进而学习处理人际关系。本活动以家庭人际互动为着力点开展，参与者在熟练掌握后可拓展至其他人际领域。

导入：现实中存在诸多原因影响我们对亲人、朋友、同事等表达心声，而人际交流又是每个人所必需学习的。"表达心声"团体沙盘游戏帮助我们学习现场表达、事后弥补及心理补偿方式，最终使大多数人掌握比较成熟的表达技能。

准备：沙具一套（约600~1000个），沙盘多张。

规则：

（1）参与人数2人以上，上限与沙盘游戏设施数量正相关。超过8人时需要分组，并由不同带领者分别带领活动。

（2）第一轮活动中，由团体推举一位自愿进行展示（需说明既是团体活动的一部分，也带有一定的示范作用）的操作者，该成员首先选定1~4位准备向其表达心声的家庭成员。带领者需要说明：①属于家庭成员即可；②对生存状态无限制；③推荐在活动初期先呈现与现世者的关系，后期再涉及去世者；④涉及去世的家庭成员时需要带领者、成员双方沟通，以既促进心理成长、又不因过度意识化而伤害该成员为适宜；⑤不宜涉及隐私性内容。表达内容包括诉说衷肠、表达爱意、庆祝生日、忏悔、告别仪式等，原则上无绝对限制。

（3）本步骤可分为两种方式进行呈现，由成员自由选择。方式一是单次活动中集中向某一家庭成员表达心声，其二是活动中自由地向多名家庭成员表达心声。该成员通过一张平均分区（分区数量由成员依据预表达场景的数量而决定）的沙盘，向家庭成员表达心声。其他成员认真倾听，关注该成员的言语和非言语表达。需要说明：①可表达既往、当下或未来的意愿，或具体化为某意愿的一个方面或多个方面；②面向同一对象的意愿在必要时可经过多轮次呈现逐步完成处理；③呈现时使用的沙具无限制，沙具数量或种类均可自由选择。

（4）团体内共同感悟向家庭成员表达心声的态度、动力、阻力、方式、策略、对方可能的反馈、调整方式等，学习他人的应对模式，训练自己的情商，尝试掌握促进自己家庭关系变化的技能。

（5）第二轮活动中，全体成员（每人使用单盘，或沙盘内平均二等分至四等分均可，数量自行把握）独立、平行地向家庭成员表达心声（有关内容的说明参见第二、第三步）。

（6）团体充分利用第五步所呈现的多元化信息，通过讨论来共同感悟家庭感情世界，调节情商，训练家庭融合技能。

（7）团体结合两轮活动中的呈现与感悟展开讨论，带领者鼓励成员在讨论中更多地关注成长性内容，并鼓励其将心理成长导入生活。

（8）带领者在本活动中注意处理严重心理情结或过于强烈的情绪表达，对一般性的情绪波动、行为宣泄则应鼓励团体成员共同面对。

（9）本活动涉及的家庭成员较多时，可通过多次组织团体活动逐步处理。对团体活动中呈现的内容，带领者和全体成员给需与尊重，不可取笑、歧视、攻击、肆意评判或随意传播。

讨论与解析：涉及觉察向他人（如家庭成员、朋友）表达心声的态度、动力、阻力、信息方式、谋划策略、对方反馈、反馈后调整、环境影响等。学习他人的处理模式，学习现场表达、事后弥补及纯粹心理补偿等，讨论现场处理与事后处理、现实行动表达与想象（间接）表达、单方面表达与互动表达、随机性表达与计划性表达等形式中的成熟型表达技能、非成熟型表达技能。

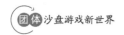

2. "家庭演变"团体沙盘游戏

意义：通过再现并觉察重要家庭成员的外貌、行为模式、情感及心理世界的改变，感悟生活可贵，懂得珍惜时间及学会超越。

导入：有人说："生活在身边的人最熟悉——天天相见，也最陌生——对其变化视而不见。"如何打破"灯下黑"式的自我认知困难，如何幸福地与家人共同成长？"家庭演变"团体沙盘游戏帮助参与者面对重要家庭成员的变化，在"陌生的熟悉"中触动心灵，帮助个人、家庭成长。

准备：常规沙盘游戏设施。

规则：

（1）参与人数 2 人以上，上限与沙盘游戏设施数量正相关。超过 6 ~ 8 人时需要分组，并由不同带领者分别带领活动。

（2）第一轮活动中，由团体推举一位自愿进行展示（需说明既是团体活动的一部分，也带有一定的示范作用）的操作者，该成员选定一位家庭成员。需要说明：①属于家庭成员并且对本人很重要；②对生存状态无绝对限制；③涉及去世家庭成员时需要带领者、成员双方沟通，以既促进心理成长、又不会因过度意识化而过度影响该成员为适宜；④涉及去世成员时，该成员侧重于自感的二人关系变化，也可是亲人去世前后的成员本人变化；⑤不涉及隐私性内容。

（3）该成员通过一张平均分区（平均二等分至四等分均可，分区数量由成员依据预呈现变化的数量而决定）的沙盘，自行呈现多个该家庭成员的变化。其他成员认真倾听，关注该成员的言语和非言语表达。需要说明：①可包含容貌、性格、个人能力、情绪表达方式、行为模式、生存变化等诸多变化的一个方面或多个方面；②如果选择了某变化维度进行呈现，建议的方式是按时间发展即年龄进程逐阶段呈现，过于丰富的维度选择会减低活动效率，选择的维度数量与成长效果符合倒"U"形关系；③不同的变化维度可经过多轮次呈现逐一完成；④使用的普通作品或沙具无限制；⑤可附带一定事件、环境，突出变化细节。限时 8 ~ 10 分钟。

（4）团体初步讨论，共同感悟家庭成员的变化，学习他人的应对模式，训练自己的情商，尝试掌握促进自己家庭关系变化的技能。

（5）全体成员（每人使用单盘，沙盘内平均二等分至四等分均可，数量自行把握）独立、平行地呈现重要家庭成员的变化（关于呈现变化的说明参见第二、第三步）。限时 15~20 分钟。

（6）团体充分利用第五步所呈现的多元化信息，在讨论中共同感悟家庭的情感世界，调节自己的情商，训练家庭融合技能。

（7）团体结合两轮活动中的呈现与感悟展开讨论，带领者鼓励成员在讨论中更多地关注成长性内容，并鼓励成员将心理成长导入生活。

（8）带领者在本活动中注意处理严重心理情结或过于强烈的情绪表达，对一般性情绪波动、行为宣泄则应鼓励团体成员集体面对。

（9）本活动涉及家庭对象较多时，可通过多次组织团体活动逐步处理。对团体活动中呈现的内容，带领者和全体成员需给与尊重，不可取笑、歧视、攻击、肆意评判或随意传播。

讨论与解析：涉及觉察到平时忽略的事实，感悟时间的力量，学习面对历史或情结，整合家庭关系，学会超越个人成长经历，等等。

3. "我爱我家"团体沙盘游戏

意义：以积极态度谋划、发现家庭之美，在感悟和内省中帮助参与者为家庭发展而努力。

导入：我们每个人都梦想家庭和美幸福，而现实中部分人却总在关注家庭缺陷和不足，因而陷入改造家庭、又愈加发现缺陷的漩涡。"我爱我家"团体沙盘游戏着力呈现家庭向往的积极面，通过团体互动引导成员向着构建共同的幸福目标前进。团体活动中，出现负面觉察是正常现象，团体成员需共同接纳，在成长接近成熟时从接纳困惑发展为善用困惑，将压力、复杂关系转化为动力和资源。

准备：常规沙盘游戏设施一套或多套，沙盘多张。

规则：

（1）两组以上家庭（每组家庭由 2~4 人构成）参与，上限与沙盘游

123

戏设施数量正相关。家庭人数过多时，可增加沙盘、分解大家庭，但建议不要每人独立使用一个沙盘。超过 4 组家庭时需要另行安排带领者带领活动。

（2）本步骤存在两种操作形式：其一，按每组家庭人数将沙盘平均分区，各自独立呈现自己心目中家庭的美好愿景，或预期的美好愿景，成员间不相互参照，带领者说明"愈加独立呈现，愈加有利于家庭内省和成长"。其二，一个家庭共同使用不分区的单张沙盘，边沟通边共同呈现前述内容（此形式中带领者鼓励沟通中的每一位成员积极发表个人观点、争取自身表达权益，带领者说明"愈加争取自我意图的呈现，愈加有利于家庭内省和成长"）。无论操作形式如何，均需要各组独立操作，不可相互参照。限时 10 分钟。

（3）每组家庭用时 5 分钟，逐一介绍展示家庭美好愿景的作品，成员认真倾听，团体成员关注介绍过程中的言语和非言语表达。带领者认真维护第二、第三步骤中团体接纳、支持和尊重的氛围。

（4）家庭成员感悟每一个家庭的美好愿景，觉察各个愿景间并无绝对而统一的标准，体验"个性化"美好愿景的心理学意义——美在内心，从而在人格和行为上尊重和接纳每一位成员的付出，进而内省自己在多样化的美好生活建设中的心理与行为模式，各个小组相互学习维护家庭美好愿景的模式。

（5）鼓励成员关注人际学习，在讨论中更多地关注成长性内容，并鼓励成员将心理成长导入生活。

（6）带领者在本活动中注意处理突出的负面觉察及由此引发的家庭内部冲突，处理严重心理情结或过于强烈的情绪表达，对于一般性情绪波动、行为宣泄则可鼓励团体成员共同面对。

讨论与解析：涉及觉察到各家庭愿景间无绝对统一标准，尊重和接纳个性化表达和个性化努力，内省自己在多样化美好生活中的心理与行为应对模式，小组间相互学习维护家庭美好愿景的模式等。活动中，会同时出现负面觉察，讨论与解析时引导团体尊重事实、尊重情绪表达，帮助团体成员共同接纳事物的完整性，鼓励成员努力成长，能够从接纳困惑发展为善用困惑中的动力和资源。

4. "默契考验"团体沙盘游戏

意义：帮助参与者体验沟通、理解与尊重的意义，以及在家庭中使用共情，关注到其他成员在努力为家庭付出，学会维护家庭关系。

导入：沟通是调和人际关系的一把钥匙，家庭成员间同样需要建立沟通和相互包容。"默契考验"团体沙盘游戏帮助参与者体验沟通立场、沟通障碍、家庭默契、生活经验等对家庭沟通的利、弊影响，进而提高主动沟通意识、训练沟通技能、接纳沟通失败、接纳家庭关系中各种状况的存在。

准备：常规沙盘游戏设施一套或多套，沙盘多张。

规则：

（1）每组独立使用一个沙盘，沙具可以共用。两组以上家庭（每组家庭由 2～4 人构成）参与，上限与沙盘游戏设施数量正相关。家庭人数过多时，可增加沙盘、分解大家庭，每组人数保持为 2～4 人。超过 4 组家庭时需要另行安排带领者带领活动。

（2）由家庭成员中一人挑选沙具，交由另外 1～3 人摆放沙盘。摆放者与挑选人间不进行任何形式的沟通。各组家庭间同样不进行任何沟通或参照，在讨论阶段需要在各组之间营造良好的沟通与学习氛围。

（3）本步骤按时间或按限定沙具数量结束，如限时 8～10 分钟或限定 20～30 个沙具，具体时间、数量由带领者依据团体活动现场需求决定，以不过于简短为原则。未用足时间或未用足沙具配额时活动必需继续，不能提前结束或压缩沙具数量任务，此设置是为了避免出现回避等消极团体活动行为。同时，活动现场其他小组坚持进行活动的场景也是处理消极模式的有效方式。沙具一旦选择并交由操作者处理后，便不得更换或再次拿出沙盘。限量的沙具是一次性选择完毕后放入沙盘，还是边观察操作者的沙盘处理边选沙具，由选择者决定。操作结束后，挑选者介绍自己挑选沙具的原意，操作者介绍自己如何理解拿到的沙具、对挑选者意图的推测和实际成形作品的内容等，双方对照原意和现实作品之间的异同。挑选者还可

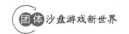

以介绍现场如何看待自己的沙具被操作者使用、有无内心认知及情绪体验，操作者可以介绍观察挑选者选择沙具时、对已选沙具不能清晰理解时、摆放沙具时对选择者意图考量时等状态下的自我内心活动等内容。

（4）更换挑选者、操作者角色，重复第二、第三步的活动，直至小组内成员充分体验两个角色。前4步用时不超过整体团体活动时间的三分之二，为后续团体讨论、交流预留足够时间。

（5）团体展开讨论、交流，如沟通不畅的应对策略，不同角色（立场、任务）对自己状态的影响，团体现场呈现与实际生活模式的相关性，自己对该活动心理意义的体验，如何在生活中改变自我，等等。

（6）带领者鼓励成员关注人际学习，在讨论中更多地关注成长性内容，并鼓励成员将心理成长导入生活。

本模式变形之一：第二步中选择者与摆放者只可简单进行非言语交流，例如通过表情、肢体表达来传递自己心中的沙具性质、用途、角色、意义或动静状态，但不允许以手部动作明示沙具具体位置。

本模式变形之二：第二步中在选择者、摆放者之外增加观察者角色，例如家庭中由孩子选择沙具，母亲摆放沙具，父亲观察整体过程，然后轮换角色，以此促发成员互动和心理感受。

讨论与解析：涉及体验沟通、理解与尊重的意义，学会使用共情，积极关注其他成员付出，体验沟通立场、沟通障碍、家庭默契、生活经验等对家庭沟通的利、弊影响，提高主动沟通意识，有意识训练沟通技能，学习接纳沟通失败、接纳家庭关系中各种成分的存在。

5. "相爱一家"团体沙盘游戏

意义：增加家庭凝聚力和信任感，促进家庭成员理解、共生和相互支持，体验成员间的默契和亲密感，感悟中心成员家庭地位的重要性和新意能力，激发参与者的创造性。也可演化为增强团体信任和凝聚力，体验团体参与者的心理学情感。

导入：建立家庭内部凝聚力并顺利适应生活是人们的美好期待，这需要家庭成员共同磨合、共同努力，在理解与支持中达成默契。"相爱一家"

团体沙盘游戏帮助成员感受如何建立凝聚力，如何在家庭合作中高效沟通，并融合其他成员的意图。

准备：常规沙盘游戏设施一套或多套，沙盘多张。

规则：

（1）两组以上家庭参与，每组家庭 2～8 人（常规家庭不会超出此范围，故不需拼团成组），组数上限与沙盘游戏设施数量正相关。超过 4 组家庭时需要另行安排带领者带领活动。每组独立使用一个沙盘，各组可以共用一套数量较多的沙具。

（2）各家庭自行初选 5～8 个沙具（沙型数量不限），构成家庭相关主题沙盘作品雏形，然后按约定顺序逐人添加沙具以丰富作品内容。各组间独立操作。限时 10 分钟，不能提前结束。结束时选出作品中画龙点睛的沙具。具体要求：①每人每次限添加一个沙具或一处沙型；②沙具可进不可出，成员不可弃权；③每个沙具的使用按全体共识性接纳进行筛选，但不是必需争得全体成员的同意，即在突出凝聚力体验的同时保留一定个性化、离心力；④小组活动作品需维系原主题，变更原主题者属于失败活动；⑤出现活动失败的小组有一次修订现有作品的机会，但修订轮次不得超过两轮。

（3）被选定为画龙点睛沙具的主人谈自我感悟，家庭成员予以反馈。限时 3 分钟。

（4）团体内讨论凝聚力建立、团体合作、接纳不确定性、接纳主题的适度变化与主体不变之间的操作难度，接纳"不完美"，并感受点睛之笔的沙具升华等带来的活动感悟。

（5）带领者鼓励成员关注人际学习，在讨论中更多地关注成长性内容，并鼓励成员将心理成长导入生活。

本模式的变形适用于非家庭场合，此时参与者需要适度想象本人在该团体的家庭角色，加入角色扮演后效果会有所提升。例如 4 位成年参与者分别想象并扮演父亲、母亲、孩子和奶奶的角色，以此增强团体感悟，这也是该团体模式教学学习时的常见方式。

讨论与解析：涉及在团体活动中体验和学习增加家庭凝聚力和信任感，体验成员间的默契和亲密感，促进家庭成员间的理解和支持，感悟核

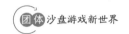

心成员的重要性，学习发挥核心成员的作用，以及如何与核心成员建立稳定的长期合作关系，感悟参与家庭活动（泛指所有集体活动）的重要性。还会涉及因为后期沙具的变化而激发创造性，以及与创造性相关的讨论、思考和自我意图表达。此外，部分沟通营销技巧也会出现在该团体沙盘游戏的讨论和相应的生活应用中。

6. "原生家庭"团体沙盘游戏

意义：澄清原生家庭的影响，同时尝试以发展的态度看待以往所受影响，通过呈现影响的发生、发展、演变过程而帮助成员成长，在去除特殊化过程中打开心结，有助于参与者接纳原生家庭。

导入：我们在18岁之前的家庭经历在一定程度上影响着现在的认知、行为及情绪等，"原生家庭"团体沙盘游戏帮助参与者澄清原生家庭及其影响，再使成员在团体活动和个体辅导中得以成长。

准备：常规沙盘游戏设施一套或多套，沙盘多张。

规则：

（1）参与人数2人以上，上限与沙盘游戏设施数量正相关。超过6~8人时需要分组，并由不同带领者分别带领活动。

（2）成员各自独立使用单张沙盘或平均二分区沙盘的一个区域，各成员在沙盘作品中呈现自己18岁以前家庭中全体成员。建议首先使用人物、动物类沙具代表以上成员，然后使用不限类型的6~10个沙具（沙具平均分配为分别具有积极、消极影响意义的两个类别）表达对自己的影响，积极影响和消极影响的标准由当事人自行确立。例如一位男性成员用一个强壮的男性沙具代表自己18岁前印象中的父亲，然后放置博士沙具（代表有知识）、大树沙具（代表保护）、蛋糕沙具（代表生活物质丰富）表达3项积极影响，老虎沙具（代表暴力）、石头沙具（代表感情交流少）、皇帝沙具（代表高高在上）表达3项消极影响。限时6~8分钟。

（3）每人用时5分钟，成员独立、逐一介绍沙盘作品，突出介绍两种影响的内容。因本步骤中更易发生大量的无意识内容外显化，带领者在第二、第三步骤中需注意处理严重心理情结或过于强烈的情绪表达，对一般性情绪波动、行为宣泄则可鼓励团体成员共同面对。

（4）团体共同讨论积极与消极的个性化差异和相对性，以及由此衍生的个体经历的差异性，即每个人的历史既往存在个性化差异，因此存在使各种影响逐步演化并减弱的可能（演化中愈发严重者同样存在，建议进行个体心理辅导）。同时在交流、讨论中鼓励人际学习，努力进行去特殊化，追求普遍性。带领者在必要时可以导入童年自传体记忆的心理特点，进行必要的团体心理干预。

（5）带领者鼓励成员关注人际学习，在讨论中更多地关注成长性内容，并鼓励将成员心理成长导入生活。

（6）对团体活动中呈现的原生家庭深层次的内容，带领者和全体成员应给与尊重，不可取笑、歧视、攻击、肆意评判或随意传播。

讨论与解析：涉及澄清原生家庭影响所导致的认知与情绪反应，心理情结的逐步意识化及处理。在去除特殊化过程中打开心结，有助于更多参与者接纳自己的原生家庭或产生积极情感。更高层次的讨论与解析内容是尝试以发展性眼光看待以往的影响。

7. "我的童年"团体沙盘游戏

意义：澄清童年生活记忆的同时尝试建立发展性态度来面对曾经受到的影响，通过呈现童年记忆及其影响的变化性，在体验中帮助成员成长，同时也有助于更多参与者接纳童年经历。

导入：童年经历和记忆在一定程度上影响着我们的思维认知、情绪反应、行为模式、人际关系和社会适应能力等，"我的童年"团体沙盘游戏帮助参与者澄清记忆并将其部分内容意识化，使成员能够面对以往影响，更重要的是学会更好地面对未来生活。

准备：常规沙盘游戏设施一套或多套，沙盘多张。

规则：

（1）参与人数2人以上，上限与沙盘游戏设施数量正相关。超过6人时需要分组，并由不同带领者分别带领活动。

（2）成员各自独立使用单张沙盘或平均二分区沙盘后的一个区域，限

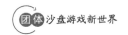

时 8～10 分钟，在指定主题"我的童年记忆"下各自独立、自由地操作，沙型、沙具使用无限制。若成员的童年记忆十分丰富，则可通过多次组织团体活动进行处理，单次活动时必需控制适度的无意识内容意识化，以此保证团体活动的有效性。

（3）每人用时 3 分钟，成员独立、逐一地介绍沙盘作品内容，突出童年生活记忆的细节，特别是能够触动情结或有丰富情感成分的部分。本步骤中更易发生大量的无意识内容外显化，带领者在第二、第三步骤中注意处理严重心理情结或过于强烈的情绪表达，对一般性情绪波动、行为宣泄则可鼓励团体成员共同面对。

（4）团体内共同讨论童年记忆个性化差异和情感色彩的相对性，以及由此衍生的个体经历的差异性，即每个人的历史既往存在个性化差异，也就存在使各种影响逐步演化并减弱的可能（演化中趋重者同样存在，建议进行个体心理辅导处理）。同时在交流、讨论中鼓励人际学习，努力进行去特殊化、追求普遍性。带领者在必要时可以导入童年自传体记忆的心理特点，进行必要的团体心理干预。

（5）带领者鼓励成员关注人际学习，在讨论中更多地关注成长性内容，并鼓励成员将心理成长导入生活。

（6）对团体活动中呈现出的童年记忆内容，带领者和全体成员给与尊重，不可取笑、歧视、攻击、肆意评判或随意传播。

讨论与解析：涉及澄清童年记忆影响所致的情意反应与人际关系模式、心理情结的逐步意识化及处理，在去特殊化中学会与情结共生，参与者会接纳自己的童年生活或产生积极情感。更高层次的内容是尝试以发展性态度面对以往影响。

8. "家庭九宫格"团体沙盘游戏

意义：通过真诚呈现"家庭评价中的我"来澄清自我认知，同时投射家庭关系，并在自我调整后推广至社会关系中的自我认知和人际关系处理。处理心理情结，建立客观的自我评价体系和态度。

导入：出于对自我价值保护，人们在最为亲密的评价和关系网络家庭中不一定能够全面看到完整的人际评价，以及由此确立的家庭定位、家庭关系。长时间模糊的评价与定位会影响社会角色的觉察与执行。"家庭九宫格"团体沙盘游戏帮助参与者澄清自我认知、家庭评价、家庭角色、家庭期望等，并可最终扩展至普通人际范围。

准备： 常规沙盘游戏设施一套或多套，沙盘多张。

规则：

（1）参与人数 2 人以上，上限与沙盘游戏设施数量正相关。超过 6 人时需要分组，并由不同带领者分别带领活动。

（2）成员各自独立使用单张沙盘呈现家庭评价与家庭定位九宫格（图2－3－1），每格使用 1～2 个代表自己的沙具，该沙具呈现家庭对自己的评价，沙具类别不受限制。限时 10～12 分钟。（注：当家庭成员达不到九格时，可以下列内容替换——朋友、同学、老师、领导等角度看到的我。九宫格内容以呈现自我评价与定位为目的，不必拘泥于过于全面的项目。）

配偶 看到的我	母亲 看到的我	兄弟姐妹 看到的我
父亲 看到的我	自己 看到的我	子女 看到的我
其他亲属 看到的我	理想状态下 的我	祖辈 看到的我

图 2－3－1　"家庭九宫格"沙盘分区示意

（3）每人用时 5～6 分钟，成员独立、逐一地介绍他人评价内容，特别是最喜欢的、最难以面对的、最难以启齿的、最难以清晰化的、自感最重要的或自认为与事实不符但能够产生丰富情感的评价部分。本步骤中更易发生大量的无意识内容外显化，带领者在第二、第三步中需注意处理严重心理情结或过于强烈的情绪表达，对一般性情绪波动、行为宣泄则可鼓

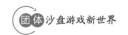

励团体成员共同面对。

（4）通过团体成员间大量的呈现，团体共同讨论人际评价的个性化差异和情感色彩的相对性，以及由此衍生的差异性，即每个人的评价存在个性化差异，也就存在着演化倾向。同时，带领者在交流、讨论中需鼓励成员进行人际学习，努力进行去特殊化、追求普遍性。

（5）带领者鼓励成员关注人际学习，在讨论中更多地关注成长性内容，并鼓励成员将心理成长导入生活。

（6）对团体活动中呈现出的任何评价内容，带领者和全体成员需给与尊重，不可取笑、歧视、攻击、肆意评判或随意传播。

讨论与解析：涉及借由他人评价澄清自我认知，投射出家庭关系、社会人际关系处理，以及心理情结的处理，建立客观的自我评价体系和态度。通过呈现家庭评价、家庭角色、家庭期望等，引申至社会角色的觉察与执行以及社会适应。

9. "今天我当家" 团体沙盘游戏

意义：通过领导者角色与服从者角色的转换，帮助人们体验"己所不欲勿施于人"的人际交往法则，学会适应现实生活中不可避免的权威决策现象。

导入：我们体验过他人不服从自己指挥时的愤怒吗？体验过受人牵制、非己所愿的困惑吗？我们掌握处理这种愤怒或困惑的方法了吗？"今天我当家"团体沙盘游戏帮助参与者充分体验权威者和服从者的角色，使我们学会站在对方的角度看待问题，学会适应权威的方式，学会灵活应对个性化表达和顺应时势这两种需求。

准备：常规沙盘游戏设施一套或多套，沙盘多张。

规则：

（1）每组独立使用一个沙盘，沙具可以共用。两组以上家庭（每组家庭由 2~4 人构成）参与，上限与沙盘游戏设施数量正相关。家庭人数过多时，可增加沙盘、分解大家庭，使每组人数维持为 2~4 人。超过 4 组家庭时需要另行分组，并由不同带领者分别带领活动。

（2）家庭成员集体选定一个本次活动中将扮演的权威角色，如总管家、财务总管、风格强势的家长等，未被选中的权威角色留作后期团体逐步体验。带领者不干预各组选定方式，但后期要将其纳入讨论。

（3）父母与孩子等家庭成员轮流扮演选定的权威角色，余下成员只能服从权威者的指挥，也可以放宽条件至允许向权威者请示，而当权威者驳回时只能依权威者的要求执行任务。带领者需要在本步骤中维护团体活动的安全性，允许成员出现并适度表达情绪，但不能演化为明显的冲突。对压力的适度维护，既有利于增加成员的活动感悟，也可避免造成过高的脱落率。每人限时体验8～10分钟，方式是集体摆出沙盘游戏作品，并在其中进行权威人物与他人的互动。例如，由爸爸角色充当财务总管，妈妈与孩子的角色在财务总管的指挥下执行沙盘游戏中的采购计划，或旅游消费及赚钱任务，等等。

（4）每位家庭成员均应体验一次权威角色，通过角色轮换感悟家庭生活模式、沟通模式和家庭内的合作模式等。

（5）团体内讨论换位思考、人际关系黄金法则、共情与尊重及必要的对权威的适应性等。

（6）带领者鼓励成员关注人际学习，在讨论中更多地关注成长性内容，并鼓励成员将心理成长导入生活。

讨论与解析： 涉及体验到权威者和服从者角色对心态的影响，感悟"在其位谋其政"的意义，学习适应领导与服从间的矛盾关系，理解并自愿进行换位思考，学会共情能力，学会在必要时适应权威的方式，学会使自己灵活应对个性化表达和顺应时势这两种需求。

10. "猴子与玉米"团体沙盘游戏

意义： 增加家庭活动的趣味性，训练儿童专注力与抗干扰能力，学习如何维持中心主题的持续表达，训练家庭中各角色的情绪协调能力。

导入： 父母有没有为孩子写作业不专心、写作文跑题而苦恼？"猴子与玉米"团体沙盘游戏帮助参与的儿童提升抗干扰的能力，同时训练其情绪协调能力，增强家庭的亲和力，帮助父母更好地理解儿童。

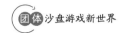

准备：常规沙盘游戏设施一套或多套，沙盘多张。

规则：

（1）带领者必需首先与所有家长成员面谈，确保其能够尊重儿童心理能力呈阶段性发展的原则。本活动的目的是帮助儿童的成长，因此应确保家长在第三步中不得强行指挥、评判儿童的操作，并在第四步中各家庭介绍活动收获时坚守"正向学习"导向，不得贬低任何儿童和任何家庭。带领者有权剔除不能确保遵守以上规定的成员。

（2）每组家庭（包含 1 名儿童、2～3 名家长）独立使用一个沙盘，全体成员可以共同沙具或各自独立使用一套沙具。两组以上家庭参与时，家庭数量的上限与沙盘游戏设施的数量正相关。超过 4 组家庭时需要另行安排带领者带领活动。

（3）带领者或父母先与每组家庭的儿童约定至少使用约 20 个沙具完成作品，并与儿童约定允许家长干扰其作品的完成。双方商议稳妥后，儿童开始摆放沙盘作品。儿童自由且独立地使用约 8 个沙具后，家长开始干扰儿童后续将要进行的任务。此处的干扰行为务必遵守以下原则：①禁忌以要求、命令等强制性方式介入儿童沙盘游戏操作；②禁忌直接评判儿童的某项操作；③确认前两条原则性要求是不可违背的；④干扰行为的目的是扰动儿童的注意力，干扰其专注力和对自己作品主线的把持，以此训练儿童专注、"不跑题"地持续表达；⑤家长可以采用向儿童推荐、暗示、建议、劝说、诱惑等干扰手法使儿童使用某些沙具，也可通过以上方式干扰儿童修改某一成形的作品局部；⑥家长干预不可过早；⑦"软方式"的干扰行为需要持续地、不断变换形式地进行，直到结束，以理论上能够干扰儿童原计划的操作行为，又不过于激惹儿童情绪或导致行为失控为宜。

（4）第三步骤限时 10～15 分钟，以沙盘作品任务是否能够完成，以及是否得到相应奖励来训练儿童的专注力。同时注意引导因受干扰而产生情绪反应的儿童进行情绪处理，如教会其家庭成员在允许情绪适度表达的同时共同想办法解决难题。

（5）限时 5～8 分钟，各家庭内部讨论如何训练专注力和抗干扰能力，以及如何训练维持中心主题的持续表达能力。

（6）团体内讨论时，带领者必需尊重儿童心理呈阶段性发展的原则，要求各个家庭介绍（含成人角度介绍、儿童自我角度介绍）活动收获时坚守"正向学习导向"，交流内容限制在如何成长、如何提高专注力、如何抗干扰、如何维持中心主题等范围。禁忌指责、过度暴露自己或他组儿童的缺陷，禁忌陷入贬低自己、抬高他人的伤害性怪圈，因为一旦违背本步骤的原则性要求，将会伤害儿童。再次强调，团体活动之前，带领者必需与参与者面谈（见第一步）以上原则。

（7）带领者鼓励成员关注人际学习，在讨论中更多地关注成长性内容，并鼓励成员将心理成长导入生活。

本活动第三步的变形之一是给儿童提供一张含有 20～30 个沙具（这些沙具在现场配备有）的已完成沙盘作品的图片，由儿童依图完成再现，家长在整个再现过程中给予干扰行为，结束后对比原图而判定是否给予儿童奖励。此变形的优势是在维系主题、作品是否完成等维度更具有对照性，缺陷是目的性过强，儿童想象发挥空间受限。

本活动第三步的变形之二是在维持原模式的基础上，每张沙盘增加一名团体管理员。变形的意义在于协调干扰过程：当家长参与度过低时，管理员鼓励其参与团体活动；家长参与度过高时，又适度约束成年成员可能发生的过度强硬的或伤害性的干扰。

讨论与解析：涉及如何帮助儿童学会专注和抗干扰能力，如何训练情绪协调能力，如何维持中心主题的持续表达，以及增加家庭亲和力，等等。活动需要达到帮助父母理解、尊重儿童心理发展具有明显的阶段性特点的目的。

11. "澄清关系"团体沙盘游戏

意义：帮助参与者学习澄清人际关系的技能，进而在澄清中调整自己的情商、改变家庭关系，鼓励参与者建立成熟面对问题的态度，最终促进成长。本活动以家庭内部人际互动为着力点开展活动，在参与者熟练掌握后可拓展至其他人际领域。

导入：成长过程中，每个人不同程度上存在与家庭成员的未解的事件

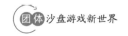

与关系，给自己带来了困扰。"澄清关系"团体沙盘游戏帮助人们在澄清事件与关系中得到成长。但是，带领者和团体成员不要以"完全消除影响"为目标。

准备：沙具一套，沙盘多张。

规则：

（1）参与人数2人以上，上限与沙盘游戏设施数量正相关。超过6～8人时需要分组，并由不同带领者分别带领活动。

（2）第一轮活动中，由团体推选一位自愿进行展示（需说明既是团体活动的一部分，也带有一定的示范性）的操作者，该成员首先选定1～4位准备与其澄清关系的家庭成员（带领者需要说明：①属于家庭成员；②对生存状态无绝对限制；③推荐在活动初期先呈现与现世者的关系，后期再涉足去世者；④涉及去世家庭成员时需要带领者、成员的沟通，以既促进心理成长、又不因过度意识化而过度影响该成员为适宜；⑤不宜涉及隐私性内容）。

（3）本步骤可分为两种方式进行呈现，由成员自由选择。方式一是单次活动中集中呈现与某位家庭成员间的事件与关系；方式二是在活动中自由呈现与一位或多位家庭成员间事件与关系。该成员通过一张平均分区（分区数量由成员依据预呈现事件与关系时所需场景的数量而决定）的沙盘，自行呈现多个与家庭成员间事件与关系的场景，其他成员认真倾听，关注该成员的言语和非言语表达。需要说明：①可包含既往或当下的事件与关系，以及这些事件与关系的一个方面或多个方面；②同一对象的事件与关系在必要时可进行多次呈现，符合心理成长节律式逐步进行处理；③自由使用沙型、沙具。

（4）团体共同面对家庭成员间事件与关系的呈现、意识化、觉察、再认知、接纳、澄清等，并学习他人的应对模式，尝试构建促进自己家庭关系变化的技能。

（5）第二轮活动中，全体成员（每人使用单盘，或沙盘内平均二等分至四等分均可）独立、平行地呈现与家庭成员的事件与关系（关于呈现内容的说明参见第二、第三步）。

（6）团体充分利用第五步所呈现的多元化信息，通过讨论来共同感悟家庭人际关系并尝试处理，调节自我情商，训练家庭融合技能。

（7）团体结合两轮活动中的呈现与感悟展开讨论，带领者鼓励成员在讨论中更多地关注成长性内容，并鼓励成员将心理成长导入生活。

（8）带领者在本活动中注意处理严重心理情结或过于强烈的情绪表达，对一般性情绪波动、行为宣泄可鼓励团体成员共同面对。

（9）本活动涉及家庭成员较多时，可通过多次组织团体活动逐步处理。对团体活动中呈现的内容，带领者和全体成员需给与尊重，不可取笑、歧视、攻击、肆意评判或随意传播。

讨论与解析：涉及学习澄清人际事件与关系的态度与技能，学习在澄清中改变家庭关系，建立适应社会和发展性地面对问题的态度。

12. "沙艺比赛"团体沙盘游戏

意义：培养家庭成员的合作意识，训练动手能力和向他人学习的能力，培养成员（尤其是儿童）面对比赛成败的能力。

导入：如何增加家庭成员参与集体活动的动力？如何学习和展示动手能力与创造能力？如何帮助儿童学会面对比赛类活动的成与败？"沙艺比赛"团体沙盘游戏帮助成员进行以上心理成长。

准备：防水沙盘多张，足量沙子、水，可配以常规沙具一套，也可无沙具。

规则：

（1）每组家庭（包含 1 名儿童、2～3 名成人）独立使用一个沙盘。需有两组以上家庭共同参与，家庭数量的上限与沙盘数量正相关。超过 4 组家庭时需要另行分组，并由不同带领者分别带领活动。

（2）各组成员参照已有沙雕作品照片完成湿沙沙雕，并进行作品评比。可一个家庭共同完成一个沙雕作品，也可以是每位成员参照相同作品各自独立完成一个（此时沙雕作品不宜过大，以一张沙盘内能够独立容纳约 3 个作品且互不干扰为宜），成员间无需相互参照。现场还可以进行无参照的自由沙雕活动，全家共同完成一个作品或各成员独立完成作品均

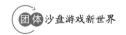

可，自由式作品更能体现成员的创造性，但会增加比赛的随机性。采用以上哪种方式可以通过协商决定。

（3）限时 15 分钟内完成，作品评比时突出细节刻画、是否形象生动、是否富有创意等，坚持优缺点并重原则，奖励优胜者。

（4）各家庭内部讨论成员合作、操作与比赛时的心态，如何观察与理解一个作品，如何接纳不同成员间的个性化差异，如何创新和鼓励（或接纳）创新，等等。

（5）团体内讨论时，带领者必需把持尊重儿童心理发展呈阶段性的原则，要求各个家庭介绍（含成人角度的介绍、儿童角度的介绍）活动收获时坚守"正向学习导向"，交流内容围绕如何高质量合作、如何帮助成员（尤其是儿童成员）面对比赛结果等。禁忌指责他人、过度暴露自己或他人的缺陷或不足。

（6）带领者鼓励成员关注人际学习，在讨论中更多地关注成长性内容，并鼓励成员将心理成长导入生活。

讨论与解析：涉及成员合作的意识和方式，调适操作与参与心态，观察与理解他人作品，接纳不同成员间的个性化差异，创新和鼓励（或接纳）创新，成员（尤其是儿童）面对比赛成功与失败的能力，等等。

13. "分区刻画"团体沙盘游戏

意义：明确自己对家庭成员及其他重要的共同生活者（后文统称为"家庭成员"）的认知，珍惜现有的生活，觉察家庭分工，感恩家庭合作，以及修复或重塑家庭人际关系，处理家庭事件或情结。本活动以澄清家庭内部人员的形象为着力点开展活动，参与者在熟练掌握后可努力拓展至其他人际领域。

导入：人们对朝夕相处的家庭成员的认知兼具熟悉和陌生的双重色彩，相知相爱的人们善于生活、善得幸福，同室异梦者则可能会纠结、困惑。"分区刻画"团体沙盘游戏帮助参与者澄清家庭成员形象，进而改善家庭关系。

准备：常规沙盘游戏设施，沙盘多张。

规则：

（1）参与人数 2 人以上，上限与沙盘游戏设施数量正相关。超过 6~8 人时需要分组，并由不同带领者分别带领活动。

（2）第一轮活动中，由团体推举一位自愿进行操作的成员，该成员罗列预呈现的家庭成员。罗列的要求为：①需属于家庭成员；②需要真实地呈现上述人员，不有意地忽略、隐藏或压抑某些真实存在；③如果存在突出的、难以处理的成员，操作者需要与带领者沟通后再处理，不建议强行推进活动；④所对罗列家庭成员的生存状态无限制；⑤推荐在活动初期先呈现现世者形象，后期再涉及去世者；⑥涉及去世家庭成员时需要带领者、成员双方沟通；⑦不宜涉及隐私性内容。

（3）本步骤可分为两种方式进行呈现，并由成员自由选择。方式一是单次活动中集中呈现某一家庭成员形象的多个方面；其二是活动中自由呈现多名家庭成员形象。前者具体、速度较慢，后者速度快、细节较少。该成员通过一张平均分区（分区数量由成员依据预呈现人物的数量决定）的沙盘，自行呈现家庭成员形象。呈现内容包括家庭成员的身份、外貌、年龄、性格、爱好、梦想、交友圈、优缺点、家庭分工、对该操作者期望、该家庭成员的个性化认知及需要等，具体内容无绝对限制，以刻画效果具体、饱满、鲜明，且能够促进现场团体成员感悟为准则。需要说明：①可表达家庭成员形象的某一方面或多个方面；②同一对象的诸方面形象在必要时可经过多轮次逐步呈现；③自由使用沙型或沙具；④预呈现内容无法表达清楚时可予以留白；⑤其他成员需认真倾听，关注该成员的言语和非言语表达。

（4）团体共同体验当家庭成员形象成功再现、只能部分呈现、全部不能呈现、完成初步呈现后又否认（部分或全部）、发生有意识压制或忽略、不能有效参与活动等情况时，该成员的心理感悟（此部分内容的全部或局部同样可能出现在第二轮团体活动中，届时需要再次认真讨论），学习他人的应对模式，训练自己的情商。

（5）第二轮活动中，全体成员（每人使用单盘，或沙盘内平均分为数区，依据成员各自实际情况确定）独立、平行地呈现家庭成员形象（有关

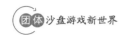

内容的说明参见第二、第三步）。各成员操作期间无需相互参照。预呈现内容无法表达清楚时可予以留白。

（6）团体充分利用第五步所呈现的多元化信息，通过讨论共同感悟个人对家庭成员的认识，觉察家庭人际关系与人际距离，处理家庭事件或情结，调节自己的情商，觉察自己对家庭成员的认知空白及其心理学意义，讨论完整认知家庭成员的态度与技能。此外，还需讨论第四步所涉及的内容。

（7）团体结合两轮活动中的呈现与感悟展开讨论，带领者鼓励成员在讨论中更多地关注成长性内容，并鼓励成员将心理成长导入生活。如果要增强互动效果，可建议团体成员将活动中呈现的家庭成员形象与家庭成员本人的介绍或评价进行实际对照。

（8）带领者在本活动中注意处理严重心理情结或过于强烈的情绪表达，对一般性情绪波动、行为宣泄则可鼓励团体成员共同面对。

（9）本活动涉及的家庭成员及形象内容较多时，可通过多次组织团体活动逐步处理。对团体活动中呈现的内容，带领者和全体成员应给予尊重，不可取笑、歧视、攻击、肆意评判或随意传播。

讨论与解析：涉及明确自己对家庭成员认知时的态度、方法，学习珍惜现有生活，觉察家庭分工，发现家庭成员的擅长之处与需要呵护之处，感恩家庭合作，修复或重塑家庭人际关系，处理家庭事件或情结，接纳每位家庭成员所承载的原家族（或亚文化）特点、感悟家庭成员努力成长的潜能和实际努力，感悟家庭作为"社会细胞"的意义。此后，可将收获拓展至所有人际互动中。

14. "家庭故事会"团体沙盘游戏

意义：培养家庭成员的共情能力与合作能力，帮助家长理解和支持儿童认知、演讲能力的发展，培养儿童讲故事、演讲或写作能力，促进家庭间的相互学习。

导入：如何将家庭内的亲和力、成人对儿童心理发展的理解、儿童对成人内心欲求的体会、儿童演讲与写作的能力、团队成员间相互学习的能力、对成败的应对能力等高效地结合起来？"家庭故事会"团体沙盘游戏将上述内容融合在一个团体活动中，参与者认真参与其中，可以在保护好儿童积极性的同时收获关于家庭沟通、个人情商、儿童发展等方面的成长。

准备：常规沙具一套或多套，沙盘多张。

规则：

（1）每组家庭独立使用一个沙盘。两组以上家庭共同参与，家庭数量的上限与沙盘数量正相关。超过4组家庭时需要另行分组，并由不同带领者分别带领活动。

（2）沙盘内均分为4个区域后各自呈现一个故事场面，具体情节由家长设置，沙具种类和数量依分区空间和故事情节而定，但需要尽量符合儿童的认知能力。儿童进行下一步骤的故事表达时，每完成一个作品处理后即拆除该作品，然后再建一个新作品备用，如此循环直至结束。

（3）鼓励儿童在限定时间（例如每一分区配以3分钟）内逐一完成多个沙盘故事讲述，每完成一个较完整故事时积1分，累加故事积分并在结束后兑换奖励品。本步骤的变形之一是改为写出沙盘作品故事，这适用于较大年龄儿童，同时需要较长的沙盘游戏时间。本步骤的变形之二是在儿童成员的主导下，家庭成员共同表演沙盘作品的故事，表演形式不限，此形式较为复杂和耗时，但富有游戏性、创造性和参与性，相对其他形式更接近儿童所擅长的表达形式，符合儿童兴趣，征得参与者同意后开展这一形式，会得到较好的现场效果。

（4）儿童成员进行语言呈现、文字呈现或表演时，其他成员不得随意评判、打断、修改其表达内容，不得越过儿童成员的主导权而导演故事，成年人需要尊重儿童所处实际发展阶段的特点，并积极配合儿童。参与者是低年龄组的儿童时，本活动以培养和保护其主动性为核心；参与者是年龄较大的儿童时，成年成员可在儿童表达结束后适当参与修订，但采用提建议的形式，以免将鼓励性团体活动演变为批评式的伤害活动。

（5）团体内讨论时，带领者必需把持尊重儿童心理发展呈阶段性的原则，要求各个家庭介绍（含成人角度的介绍、儿童角度的介绍）活动收获

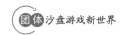

时坚守"正向学习"导向，交流内容限制在如何鼓励儿童表达，如何接纳儿童与成年人在想象力、逻辑性、认知功能、表达水平等方面的差异。切忌指责、过度暴露儿童的缺陷或不足。

（6）带领者鼓励成员关注人际学习，在讨论中更多地关注成长性内容，并鼓励成员将心理成长导入生活。

讨论与解析：涉及在成人理解儿童心理发展与儿童体会成人内心欲求的互动中寻得家庭亲和力，培养和尊重儿童讲故事、演讲与写作的能力，以及各家庭小组间的相互学习。

15. "新权威"团体沙盘游戏

意义：澄清团体成员应对权威的现有模式，同时尝试呈现自己理想化的适应模式，在二者的碰撞中建立超越这二者的适应模式。适用于团体成员在原生家庭、工作单位等具有"领导与被领导关系"的场景中的处置与适应。本活动以家庭权威适应模式为着力点开展活动，参与者在熟练掌握后可将其拓展至其他人际领域。

导入：不存在绝对的平等，也不存在永远的绝对权威，所以人们在试图适应身边的权威时，一直试图影响或改造着这些权威。"新权威"团体沙盘游戏帮助参与者澄清"现实版的权威模式及相应的适应模式"与"理想化的新权威模式及相应的适应模式"，在现实与理想的互动中，使参与者获得适合本人的民主与权威模式。

准备：常规沙盘游戏设施一套或多套，沙盘多张。

规则：

（1）参与人数2人以上，上限与沙盘游戏设施数量正相关。超过6～8人时需要分组，并由不同带领者分别带领活动。

（2）第一轮活动中，全体成员各自独立使用单张沙盘或平均二分区沙盘的一个区域制作沙盘作品，沙具、沙型无限制。作品中呈现自己家庭中的全体成员，需要重点呈现的是家庭中的权威人物及其体现，故参与成员需要有相似的家庭背景（即本维度的同质团体）。限时8～10分钟。

（3）每人用时3分钟，各成员逐一介绍沙盘作品，突出家庭的权威角色，表达权威的模式，自己的应对模式，自己的适应程度及（或）困惑，自己的情绪及行为反应，自己在团体活动现场的心理反应，等等。团体内关注每一位成员的言语和非言语表达，予以每位成员倾听、接纳，并共同讨论应对策略。本步骤的成长程度取决于前一步骤中沙盘呈现的真实性，带领者需要鼓励成员真诚坦露内心世界。

（4）第二轮活动中，全体成员（每人使用单盘，或将沙盘平均二分区后使用其中一个区域）独立、平行地呈现各自的沙盘作品，作品中的家庭成员继续保留，但同时必需含有的核心变化是：由本人自由选择、指定或想象本家庭中新的权威人物及其权威体现（需要不同于原权威人物及权威模式）。新权威人物的形象及来源无绝对限制，可包含生命体或非生命体沙具，例如树木、动物、虚拟人物、现实人物、家庭中的另一位成员、无生命物体等，由成员自行选择。带领者需鼓励成员积极参与，特别需要超越常规思维，超越对于挑战权威的担忧。各成员间无需相互参照。限时8~10分钟。

（5）每人用时3分钟，各成员逐一介绍沙盘作品，突出新作品中的家庭权威角色，表达权威的模式，自己的应对模式，自己的适应程度及（或）困惑，自己的情绪及行为反应，自己在团体活动现场的心理反应，等等。团体成员需予以倾听、接纳，并讨论应对策略。

（6）团体内结合两轮活动中的呈现与感悟展开讨论，带领者鼓励成员在讨论中更多地关注成长性内容，并鼓励成员将心理成长导入生活。

（7）带领者在本活动中注意处理严重心理情结或过于强烈的情绪表达，对一般性情绪波动、行为宣泄则可鼓励团体成员共同面对。

（8）对团体活动中呈现的内容，带领者和全体成员需给与尊重，不可取笑、歧视、攻击、肆意评判或随意传播。

讨论与解析：涉及如何澄清"现实版的权威模式及相应的适应模式"与"理想化的新权威模式及相应的适应模式"，如何在现实与理想的互动中获得适合本人的民主与权威模式，如何延伸为适应工作单位、社会生活等。

16. "家庭会议"团体沙盘游戏

意义：通过鼓励家庭成员参与家庭事务的处理而帮助成员意识到：面对事情时的参与态度、采取的处理行动等重于最终的结果，懂得以内控为主、积极付诸行动等具有十分重要的意义，贯彻心理学原则——以调整自己为主，兼顾学会适应和适度改造外因。

导入："家庭会议"团体沙盘游戏通过以参与家庭活动、面对家庭问题为入手点的游戏设置，在淡化家庭事务解决的背景下，帮助参与者懂得处理态度与积极行动的重要性，学会面对问题时积极调整自己，在突出"谋事在人"的同时，兼顾学习"面对现实"。

准备：常规沙具一套或多套，沙盘多张。

规则：

（1）儿童年龄为5岁以上的家庭均可参加，每组家庭独立使用一个沙盘，两组以上家庭参与时，家庭数量的上限与沙盘数量正相关。超过4组家庭时需要另行分组，由不同带领者分别带领活动。

（2）家庭会议主题由以下方式产生：带领者指定共同主题，各小组商议共同主题，或各小组自拟主题，主题内容既可以是共性的可以是家庭个性化的。

（3）各小组独立地将主题或家庭问题通过沙盘进行呈现，此时只限定6~8分钟的作品操作时间，不限制沙具、沙型的使用。然后借由沙盘作品、沙具进行讨论、协商与交流，小组间的相互参照会降低团体收获。带领者需向成员说明本活动重在"参与问题讨论，开拓解决思路，鼓励相互表达，增进人际学习，学会共情与支持"，而非在现场解决实际问题。（注：如果发生现场解决，则属于本活动的附加现象，并非团体活动的主要目的。）同时，强调每人自由选择沙具，讨论内容通过沙具间接展开，不直接涉及现实人物，如现实的儿子（家庭成员）拿着沙具发言："小明（沙具名字）今天和爸爸大明（沙具）商量怎样才能去看演唱会……"现实的父亲（家庭成员）拿着代表大明的沙具朝向代表小明的沙具接着说："大明听到小明想要去看演唱会，大明在想……"通过这种借物言意的方式间接、自由地表达，促进家庭的平和沟通，从而更利于成员看到真实的内心想法和问题的关键点。带领者需反复说明本活动是以多角度面对问题为目标，而非现场解决问题。限时 15 分钟。

（4）鼓励成员参与讨论，带领者需要将讨论内容引导在围绕团体活动是对生活模式的模拟再现，现场呈现是对新生活模式的启发，觉察参与态度重于实际结局，如何相互学习新思路等方面，切忌以结果解决为导向。

（5）带领者鼓励成员关注人际间学习，在讨论中更多地关注成长性内容，并鼓励成员将心理成长导入生活。

（6）如果在团体讨论环节出现冲突、情绪失控、纠结于问题解决等情形，带领者需积极陪伴整个团体努力面对团体现场，同时做好个案的后期辅导工作，带领者本人也应认真内省，接受上级咨询师的督导。

讨论与解析：涉及理解和接受"对事情的态度和行动重于实际结果"的理念，做好以内归因、可控归因为主的态度调整，认识到参与的重要性，学会心理学所追求的"自我改变和认真执行"，以及觉察现场呈现对新生活模式的启发，并在团体活动中相互学习新模式。

17. "生活记忆" 团体沙盘游戏

意义：通过沙盘游戏间接再现家庭事件，完成外显无意识内容，澄清事件细节与事件的内外关系，再次感受情感表达与交流，觉察家庭内人际关系与互动，处理亲情关系，以及训练参与者对家庭成员的理解、支持、共情和积极关注。

导入：在时间流淌中，我们只能选择性地记住生活中的一小部分事件，并可能因此而影响了对家庭及成员的印象，进而影响家庭内的情绪表达与关系处置。"生活记忆"团体沙盘游戏有助于完整而间接地再现生活场景，使我们在沙盘游戏和团体活动的双重氛围中减少选择性认知，努力达成家庭及自我的新认知、新变化和新发展。

准备：常规沙盘游戏设施，沙盘多张。

规则：

（1）参与人数 2 人以上，上限与沙盘游戏设施数量正相关。超过6~8

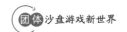

人时需要分组，并由不同带领者分别带领活动。

（2）第一轮活动中，由团体推举一位愿意进行展示（需说明既是团体活动的一部分，也带有一定的示范性）的操作者，该成员通过一张沙盘呈现一至多个生活记忆场景，再现事件内外环境、澄清场景细节、交流作品所表达的家庭及个人追求，其他成员认真倾听，关注该成员的言语和非言语表达。限时 10 分钟。

（3）团体初步讨论，共同感悟家庭的情感世界，学习他人的家庭模式特点，训练促进家庭关系融合的技能。限时 10 分钟。

（4）全体成员（每人使用单盘，或沙盘内二均分区后每人使用一个区域）独立、平行地呈现家庭及个人生活记忆。限时 10 分钟。

（5）充分利用第四步所呈现的多元化信息进行团体讨论，内容与第三步相同，但现场更加多元化。限时 15~20 分钟。

（6）团体内结合两轮活动中的呈现与感悟展开讨论，带领者鼓励成员在讨论中更多地关注成长性内容，并鼓励成员将心理成长导入生活。

（7）带领者在本活动中需注意处理严重心理情结或过于强烈的情绪表达，对一般性情绪波动、行为宣泄则可鼓励团体成员集体面对。

（8）本活动涉及家庭既往事务较多时，可通过多次组织团体活动逐步处理。对团体活动中呈现的内容，带领者和全体成员需给与尊重，不可取笑、歧视、攻击、肆意评判或随意传播。

讨论与解析：涉及面对既往经历的态度，如何再现家庭事件，怎样与无意识外显时产生的知、情、意内容共存，澄清事件细节与事件内外关系后的收获，再次感受情感表达与交流后的收获，觉察家庭内人际关系与互动后的成长，如何处理亲情关系及情感表达，以及如何掌握对家庭及成员的理解、支持、共情和积极关注，等等。

18. "请听我说"团体沙盘游戏

意义：培养真诚交流、共情他人、适度修辞、理解接纳、坦露不同意见、现场觉察等能力，后续积极内容的表达是对自由式表达的成长性升华，进而认识"人性本善"和学习"超越对错"。

导入："请听我说"团体沙盘游戏帮助参与者体验到减少生活中各种影响因素（如考虑"面子"）后进行的较完整沟通，游戏中，参与者可自由地向倾诉对象畅所欲言，同时体会真诚交流给自己和当事人带来的感悟与内省。各位成员需打开心扉，真诚倾诉内心想法并倾听他人所述，在坦诚面对中实现人格成长。

准备：常规沙具一套或多套，沙盘多张。

规则：

（1）儿童年龄为 5 岁以上的家庭均可参加。两组以上家庭参与时，家庭数量的上限与沙盘数量正相关。超过 4 个沙盘时（既可能是 4 组家庭，也可能是 4 位成员，参看第二步内容介绍）需要另行分组，并由不同带领者分别带领活动。

（2）每组家庭独立使用一个沙盘，根据现场家庭人数将沙盘平均分区，每位家庭成员获得一个独立区域，后续活动中他人不得干涉在该区域的操作，不得干预该成员的内容表达。本步骤的变形是单人单盘模式，此时所有参与者及其沙盘围成一周（如呈现三角形、四边形、圆形等），不可排成一排或成员间距离过远而影响信息接收。由其本人根据需要表达的对象的数量将沙盘平均分区，然后在各分区中独立地呈现和表达。本变形模式有利于后续步骤中降低发生冲突的可能性，安全但对沙盘数量要求高，且会因为沙盘分散而造成人数受限（一个带领者不可同时带领 4 个以上沙盘的使用者）。依据本步骤独立操作与表达的需要，带领者必需说明"团体活动中不得任意评判、攻击他人"。

（3）本步骤中，表达者大声而自由地倾诉，倾听者专心而安静地陪伴，不允许打断任何倾诉。共用一张沙盘的家庭划定区域后，参与者在各自区域使用沙具代表想向其表达心声的家庭成员（此成员既可能是参与现场活动的成员，也可能是未在场的成员），每位对象只使用一个沙具代表，沙具类型不限。小组内按商议顺序进行表达，每位参与者自由地大声说出对沙具（代表倾诉对象）的心声，带领者需要提示"只需要也只可以向着沙具倾诉"，鼓励该成员突破对身边的现实家庭成员（同样是参与者时）的害羞、担心或恐惧等意识层扰动，同时介绍并监督执行上一步骤已强调

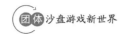

的独立、不干预原则，这也意味着带领者必需维护好团体活动氛围。当采用变形的单人单盘模式时，各参与者面向各区域中的沙具表达心声，内容和要求与共用一盘模式相同。所有成员逐一进行，每人每对象限时 2～3 分钟（故单组内可容纳人数有限）。

（4）各小组内部讨论自己在听到各种表达内容时的心理反应，例如情绪波动及调整，自感委屈或欣慰，内心的理解或排斥，等等。带领者最终将讨论引导至如何内省和改变等成长性方向。

（5）本步骤进行第二轮表达，经过第三步首轮自由式表达并初步成长后，带领者将表达内容限定在积极心声的表达方向。每位成员向表达对象呈现自己感知到的有关对方的积极性内容，可涉及行为习惯、说话方式、待人接物、性格类型等后天为主的心理学特点，尽量减少对身高、相貌、气质等先天特征的呈现。每位成员独立自主地表达，不干涉他人，不因积极表达而形成隐性亚团体。所有成员逐一进行，每人每对象限时 2～3 分钟，期间不打断任何成员。

（6）全体成员参与讨论，带领者需要将内容引导至团体活动对生活的模拟性再现，现场呈现对新生活模式的启发，团体或成员如何相互学习新模式，自由式表达与表达积极面的差异，该差异对人际交流的启迪，积极表达的干扰因素，积极表达与传统文化特点的结合等方面。

（7）带领者鼓励成员关注人际学习，在讨论中更多地关注成长性内容，并鼓励成员将心理成长导入生活。

讨论与解析： 涉及感受有所顾虑时的表达与真诚自由的倾诉之间的差异，并在差异中体验真实、诚恳在人与人之间的重要意义。还会涉及真诚表达时的内心波动、情绪处理、理解支持、倾听方式、人际学习，以及对积极性表达的体验掌握。

第四节
人际关系类团体沙盘游戏

1. "黄金法则"团体沙盘游戏

意义：突出对于人际关系"黄金法则"的体验，兼顾挑战思维定势、人际学习等功能。

导入："像你希望他人对待你那样地对待他人"是人际交往的"黄金法则"，我们如何站在他人的角度感受他人的内心，最终营造相互理解与支持的良好氛围呢？"黄金法则"团体沙盘游戏帮助我们体验他人的喜好和情绪体验等，并学会充分共情、达成自我。

准备：常规沙盘游戏设施一套或多套。

规则：

经过初次晤谈、评估安全性、强调保密、熟悉沙盘游戏等基本前期准备后，可以开始团体沙盘游戏活动。带领者依照常用方式介绍团体活动的意义。本模式要求：

（1）单沙盘内 3～8 人进行，人数较多时可分组，多沙盘同步进行。单名带领者带领单组活动。

（2）团体活动开始前每人列出"我为自己的成功庆祝""我为自己的失败担责""最讨厌的事""最向往的事"等具体事件各 1～2 项（如"我想到……旅游一次""我最厌烦向×××道歉"），带领者强调所列事件越具体则越有成长收获。事项清单交由带领者保管以备每次团体活动使用，注意剔除涉及保密和隐私内容的任务。

（3）每次活动前由带领者抽签确定团体主题是讨厌型还是向往型，然

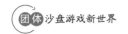

后将相应具体事件派给原列出者。

（4）每人根据自己的事件自由选择 4～5 个沙具（不按"套"选择），将沙具放在自己面前的沙盘区域后，逐一介绍事件，同时用沙具配合演示完成事项。

（5）介绍和演示自己的事件后，由带领者选择或由团体推选起始人，按逆时针（或顺时针）方向给下一位成员派出自己的事项，即事项换人但现场沙具保持不换位。如成员 B 将自己的"我想练习钢琴"事项交予成员 C 完成，同时承接并完成成员 A 的事项"我想去月亮参观"。

（6）每位成员接到身边成员轮换过来的事项后，尽己所能利用自己的沙具完成他人事项，通过 2～3 分钟的构思后逐一介绍如何利用全部沙具完成任务。带领者注意引导成员使用每个沙具，避免遗漏沙具，同时避免脱离沙具泛泛而谈。每位成员使用自己的沙具完成他人事项后，需要向身旁的事项原主人征询"我的描述和沙具的使用是否让您认可？是否达成您事项的原意？"原主人真诚地给予反馈。如果事项主人不认可操作者的表达，操作者需要继续努力使用自己的沙具完成任务，直至对方认可。带领者需要指导成员真诚表达自己是否认可他人的描述，过于宽松将少有成长，过于严苛将使效率受损。

以上表达过程的初期（被否决后第一次陈述他人事项），不允许其他任何成员替代或随意介入；如果被事项主人否决而陈述至第二次，可允许陈述者向事项主人询问一些有助于自己完成任务的细节，但事项主人有权婉拒；当被事项主人否决而陈述至第三次时，陈述者、事项主人可邀请团体成员共同面对现场挑战。简言之，即初次表达 - 自己努力，初次被否 - 继续自己努力，再次被否 - 可寻找事项主人协助，第三次被否 - 团体面对，多次被否 - 团体面对，本人及事项主人内省。初期限制参与者主要是为了激发当事人的潜力，后期导入团体能量则是为了体现团体价值，带领者必需认真处置。本步骤用时依人数而确定，原则上不超过 20～25 分钟，超时后将停止活动。限时要求需事先告知团体，最后 5 分钟时发出提示。如果时间结束时活动未完成，带领者可利用现场溢时事件为契机展开团体活动技巧讨论，并结合生活模式投射而进一步深化心理成长。

（7）团体活动进行事项属于向往或喜欢的类型时，可增加本步骤内容。事项轮转结束后，保留各自原事项和原沙具，不限制沙子如何使用、在全体成员的集体讨论下完成一个整体作品（不再分片呈现各自独立的原事项）。要求该整体作品中兼有各个子事项，并具有集体主题，成员既要避免新因配合新主题而忽略原子事项，又要避免因"守护"原子事项而孤立于新集体主题之外。沙具角色可有新变化。限时 10 分钟。

（8）完成集体作品后，团体推选出 1～2 名描述者，该描述者负责介绍新的集体主题，以及集体作品内包含的原有子事项。描述中若无法兼顾各个子事项和集体主题时，带领者可以此为契机展开团体活动技巧讨论，并结合生活模式投射而进一步深化心理成长。

（9）团体成员通过讨论感悟人际关系法则，破除思维定势，整合自我权益与集体利益，等等。

（10）团体通过多轮次活动逐一按前期任务清单完成各式体验。

（11）带领者鼓励成员进行现场人际觉察和学习，引导成员将心理成长导入工作生活，并反馈回团体活动中。

"黄金法则"团体沙盘游戏记录表如附录 4 所示。

本模式变形之一：维持原模式中"按一定方向给下一位成员派出自己的事项，即事项换人"，而将"现场沙具保持不换位"变化为"每位成员与自己的下一位、上一位成员各交换 1～2 个沙具，即现场沙具必需完成部分交换"，此交换限时 5 分钟。余下的介绍新事项、认可征询等程序无变化。如此的变形模式同样有利于促发成员心理成长。

本模式变形之二：首先完成一轮原规则下的团体活动，并进行讨论。然后全体成员收回自己的事项，按前一轮活动时移交事项的反顺序再次移交事项，即首先进行一轮"A→B→C→D"顺序的"移交事项、沙具不动"的原模式团体活动，团体讨论后再以"D→C→B→A"顺序的移交事项，进行一轮"沙具部分交换"的变形一模式团体活动，实质上是将原模式与变形一模式先后、完整地进行。

本模式变形之三：不涉及事项移交的变化，而是将变形一、变形二中的"与指定位次成员（每位成员与自己的下一位、上一位成员各交换 1～2

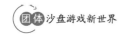

个沙具）交换沙具"，改变为"成员自由选择对象，随机地在团体内邀请或说服任一成员，从对方处获得 1~2 个沙具的同时，必需同时换出相同数量的沙具"。注意以下要求：①每位成员必需参与并完成交换任务，不接受"我的沙具能够完成新移交事项，不需交换"的观点；②所有交换可以由邀请、劝说等各种非强制性原因引发，但必需在自愿原则下进行；③每位成员换出沙具的对象成员与其换入沙具的对象成员既可以是同一位成员，也可以是不同成员；④与某一位成员交换沙具的数量不得超过两个；⑤交换限时 5~10 分钟。

本模式变形之四：应用于团体活动选择"我讨厌/反感"类事项时，而选择"我喜欢"类事项时不应用此项变形。前期进行事项移交、成员互动后，可将原事项及最初所选沙具归还至原成员，然后指导成员各自独立完成删除"否定词"，执行所讨厌/反感的事项，其他成员对其执行情况进行评价，多数人认可时方认为是完成。随着对自我厌烦/反感事项的执行，当事人会出现情绪反应，此时带领者需做好处理，最终帮助当事人学习表达、呈现情绪和体验情绪变化规律（此处对情绪变化规律的体验也可单列为一项活动）。例如，前期活动后，成员甲收回最初选择的沙具（如果未进行沙具交换，只需收回轮转出去的原个人事项），收回自我原事项"我讨厌被人误解、说闲话"，然后使用沙具执行"我被人误解、说闲话"的呈现，直至团体其他成员认为其言语表达、情绪反应、行为、表情等意识与无意识信息符合其事项，则成员甲完成任务。团体成员和带领者对成员甲的表达模式、情绪处理模式等进行辅助处理，实现共同成长。

以上变形模式的记录表不再单独介绍，读者可在原模式记录表基础上适当改造后应用。

本模式（含变形模式）中无论是移交事项，还是交换沙具，团体活动均必需依照规则进行，不接受"我的事项不合适他人执行""我的沙具能够完成新移交事项，不需交换"等观点。无法依从以上规则者，需要按以下顺序处理：所在团体共同面对团体问题，本人主动调整自己参与团体活动的状态，接受带领者督导。

讨论与解析：涉及觉察他人对事项、情绪的核心感受，以及如何进行表达、反馈求证。重点讨论共情处置后如何推进人际关系发展和人际合作。

2. "有说有做"团体沙盘游戏

意义：呈现、觉察、应对不完整沟通，学会减少误解、相互理解、共感共情，在体验良好沟通、人际互动、清晰表达、认真倾听、分工合作、接受差异、认可成功、体察信任、勇于负责中提升个人情商，改善人际关系。

导入：现实中完美而完整的沟通是少数的，大多数人际交流中总会发生各种偏离。"有说有做"团体沙盘游戏帮助参与者在人为设置的、较极端的沟通障碍中感悟交流技能，训练协调合作，接纳误解扭曲，探索成功之道。请各位成员认真倾听并执行各种角色的要求，在遵守团体活动规则中体会收获。

准备：多套独立沙盘游戏设备，每套沙具不低于100个。

规则：

（1）单组进行时，成员4~8人。人数较多时分组进行，每组成员4~8人。单名带领者所带领的小组数量不可超过4组，超过时需要另行安排带领者带领活动。

（2）团体推举描述者，其余成员为操作者，操作者包括选沙具者、摆放者、观察评比者3类。各类别角色的人数依总人数而定，4~6人时的描述者、选沙具者、摆放者、观察评比者建议分别为1人、1人、1~3人、1人，6~8人时相应建议为2人、2人、3~4人、1人。每类角色的人数越多，团体活动初期的难度越大，心理收获也会相对增加，但仍呈倒"U"形相关的规律。

（3）带领者（或团体助理）前期逐一使用每套沙盘游戏设施，完成2~3个由约20个沙具、2~3处沙型、不同构图风格构成的沙盘游戏作品，分别拍照后拆除。每个小组对应一套沙盘游戏设备和由此制作的2~3张沙盘作品照片，分配团体任务时，沙盘设施和制作的作品照片不可错位。每组的2~3个沙盘作品中沙具、沙型、构图风格应尽量不重复，各组之间的沙具、沙型、构图风格等的重复程度无严格限制。照片需要保密，开始活动后只可按团体活动轮次逐次对每组的描述者进行公布，其他成员不能看到照片。

（4）各小组分配与照片对应的相同的沙盘游戏设备。第一轮中，描述者观察并描述其中一张作品照片（余下照片留给后续描述者），描述时背对（或面对，背对或面对时描述者的心理收获将有差异）操作现场，不能直接、具体指导其他成员。描述者在活动结束前可反复描述，但仅限于描述。其他成员不能直接上前查看照片中的作品构成。

（5）选沙具者依据听到的言语信息选取沙具，并将沙具交给摆放者，不能直接摆放至沙盘。选沙具者同时负责将摆放者不采用的沙具送回沙具架，此时不得拒绝沙具退回。选沙具者只能内部交流（两名及以上选沙具者时），不能与现场其他任何成员有任何交流行为。

（6）摆放者可以内部交流（两名及以上摆放者时），不能与现场其他任何成员有任何交流行为。摆放者接收到选沙具者选取的沙具后，按照自己得到的作品描述信息和对信息理解来重现作品，可将自己认为无效的沙具退回选沙具者，不可要求或指示选沙具者如何选择沙具。

（7）观察评比者观察本组所有成员，觉察每种角色的沟通要点、技能、心理学意义等，并做好用以后期反馈的记录，无需与任何成员交流。

（8）带领者解读活动规则、角色要求，强调在描述者进行言语表达后开始团体活动。每轮团体活动限时15分钟，限时结束后各小组比对现场作品与照片的异同，然后进行5分钟的活动技巧讨论，稍事休息后轮换角色，使每位成员都有机会体验描述者、选沙具者、摆放者、观察评比者4类角色的不同收获。因为团体活动的关键是操作后的讨论环节，因此，不得压缩讨论时间（至少15~20分钟），不得随意延长团体活动总时间，建议每次活动时只进行一轮角色互换（准备2~3张照片的依据便在于此，一张用于第一轮活动，一张用于第一次角色互换，必要时再备用一张照片，在照片信息泄漏时使用），未尽的轮换体验需要通过多次团体活动而完成。

（9）全体成员参与心理感悟讨论，如针对影响沟通因素的识别与处理，团体分工与合作，不同角色的理解与支持，等等。

（10）带领者鼓励成员关注人际学习，在讨论中更多地关注成长性内容，并鼓励成员将心理成长导入生活。

（11）人数较多时，现场分为 2～4 个小组同步进行将更有利于增进团体动力，如可以对各组作品与照片的复原程度进行评比。

本模式变形之一：描述者背对（此时不能面对，避免描述者依据实际现场而调整内心设期）沙盘游戏设施和其他操作者，将心中预期的沙盘作品场景描述给其他成员。此变形中，作品的主观性描述会使难度加大，例如描述过程中前后变异性较大，对复原程度进行评价时的主观性强等。所以，如果在团体活动中引入此模式，首先需要描述者确认"为了团体成长，不随意改变自己的预期"，同时建议将变形模式置于团体氛围步入成熟的中后期，既可以顺应团体发展规律，也是对团体成长程度的挑战和考核。

本模式变形之二：第四步中改为描述者仅描述一遍作品照片，活动难度增加。此变形同样建议置于团体氛围较成熟的中后期。

讨论与解析：涉及觉察沟通要素，应对不完整沟通，团体合作，成员协调分工，努力清晰自我任务，接纳最终差异，增加人际信任，增强自我负责信心，珍惜现实，等等。

3. "打开绳结"团体沙盘游戏

意义：训练参与者团体合作能力与取舍能力，同时训练成员的非言语觉察、沟通与反馈等，感受个体在集体活动中的责任与价值，培养逆境商。

导入：在不完整沟通中如何有耐心、相互协作地完成共同目标呢？例如怎样促进公司员工高效完成一项环环相扣的流水任务？"打开绳结"团体沙盘游戏训练参与者如何合作，如何体验自己在流水线作业中的权利和责任。

准备：沙具（选用较光滑的沙具，不使用树木、花草等蓬松发散的沙具）数量不低于参与者数量的两倍，0.8m 长细绳一套（细绳数量与参与者人数一致），1.2m 长细绳一套（细绳数量是参与者人数两倍），一张或

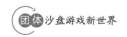

多张沙盘。

规则：

（1）每组 6～10 人，单组或多组进行，一组独立使用一张沙盘。单名带领者所处团体的小组数量不可超过 4 组，超过时需要另行分组，并由不同带领者分别带领活动。

（2）每人一个沙具（置于沙盘中心附近），依场外座位用 0.8m 长的细绳与参与者相连，每位成员记好自己的沙具并拿好细绳。由带领者（或团体助理）随机打乱沙具而使细绳纠缠成结，此处纠缠不能过于简单否则将不利于团体感悟和心理成长。随着团体逐步成熟，后期活动中可逐步加大纠缠程度，直至采用下文所述变形二模式。

（3）解结过程中成员间不能有言语交流，但允许手势、眼色等非言语交流。每位成员不能将细绳换手或松开细绳，不能大幅度拉动沙具（如将沙具拉离沙盘）。允许团体推举出一名成员使用其另一手辅助梳理绳结，以帮助各位成员理清绳结纠缠的关键之处，但不能直接拿起沙具解开绳结。允许将细绳放得弯曲松弛一些，成员设法互换位置、钻过细绳等，直至绳结完全打开。

（4）单绳模式下，后续活动中随着绳结缠绕难度加大，允许辅助梳理绳结的同时，还可允许使用不超过 3 次的"特殊机会"。该"特殊机会"为团体推举一位成员，允许其用另一手直接拿起某个沙具从而帮助解开绳结（由成员讨论后决定选择拿起哪个沙具）。

（5）人员较多时可分组进行，每组成员 6～10 人。在各组间进行打开绳结用时竞赛，或开展单位时间内成功打开绳结数量的竞赛等，从而更能激发团体活动氛围和团体感悟。

（6）以上活动总用时原则上不超过 40 分钟。在不超时的前提下打开绳结即为操作结束。或限定时间结束后（未完成解结时直接终止活动，此处有可能发生的"依规则而终止活动"现象需事先向全体成员告知），全体成员讨论活动感悟，如非言语交流、团队协作配合、如何以退为进等。

（7）每次团体活动中多轮次打开绳结时，带领者鼓励团体成员在一次解结之后讨论解结技巧，并鼓励其将总结出的技巧应用到下一个绳结的打开过程中。带领者鼓励成员在讨论中更多地关注成长性内容，并鼓励成员将心理成长导入生活。

随着团体逐步成熟，本模式的变形之一是限时完成解绳结任务，用时约为前期活动中平均用时的五分之四，在增加紧迫感的同时完成任务、促进感悟。完成限时形式后，进一步鼓励团体成员尝试冲击更短时间的新记录，帮助成员感受潜能开发的意义。

团体逐步整合时可以引入的本模式变形之二：第二步骤中每人负责两个沙具，每个沙具各系一根 1.2m 长的细绳，成员每只手各持一根细绳。打开绳结过程中双手均不允许松开细绳，或每位成员只允许在必要时松开其中一根细绳，但每人松开细绳的次数不能超过 3 次（注：此处松开次数的限制仅有象征性意义，实际应用中以每人不超过 3 次为宜。不建议过多次数的原因是本形式在遵守规则要求的条件下，理论上存在无法解开绳结的可能，所以本形式活动的意义倾向于体验逆境商，具体处理详见后文）。其余要求同前。

虽然变形二存在无法解开绳结的可能，但不提倡带领者提前向成员透露此可能性，以免影响逆境商成长效果或过度暗示成员的消极心态。同时，带领者应做好游戏规则及其制定者被质疑的准备，此种可能性的处置，既是本变形模式中的难度所在，也恰恰是本变形的精华之处。如果有成员提出"无法完成"的预测时，带领者一方面不要随意保证"绳结一定能够打开"，一方面需要不断鼓励成员开展尝试性行动，如鼓励成员思考各种不违反规则（如不允许松开细绳，或限定松开次数）的办法，并勇于尝试。用一句话来总结本变形中的是否解开绳结和团体活动目的之间的关系，即"最终是否能够解开绳结不重要，参与、思考、突破、坚持和不轻言放弃等态度才是活动的核心"。

变形二中限时结束并活动停止后，如果发生未能解开绳结的现象，带领者应引导成员讨论如何面对预期破灭和未竟事件，如何接纳失败，以及在不可控事件（如灾难抢救与逃生）中如何调整心态等。讨论如何坚持、不放弃，在事件趋势不可扭转时如何将影响降到最低，以及如何尽可能接近目标（如以"比赛中有些受伤运动员不随意放弃"为例进行讨论引导）。

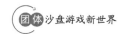

带领者需慎处理成员对变形二中规则的质疑，处置中以促进成员心理成长，帮助成员学会适应规则、尝试面对社会为团体活动的主要目的，也可适度涉及如何改造规则、勇于抒发心声及反向影响权威者等，务必防止因为处置失当而影响活动意义，甚至导致团体活动失败。

讨论与解析：涉及团体协作、分工与有序管理的价值，以及有序与无序活动（工作）间的差异对照。涉及体验退让与前进间的舍与得，训练非言语沟通与反馈，感受个体在集体活动中的责任与价值。如果开展变形二模式，则应重点讨论逆境商相关内容。

4. "检验人脉"团体沙盘游戏

意义：检验自己的人脉，指导并改善人际交往方式，向他人学习人际交往技能，进而建立相互信任的人际关系。

导入：人们在社会中生存，需要较清晰地认识自己的社会支持系统，明确自己的人际吸引要点和短板，进而开展团队合作，发扬擅长之处，转化自己的弱项。"检验人脉"团体沙盘游戏帮助我们澄清人际吸引，觉察他人需求。请积极参与、坦诚面对团体活动现场发生的一切，既可能使您看到自己人脉旺盛，也可能会因互动很少而触动内心之痛，请真诚参与、觉察、学习和改变。

准备：常规沙具一套，沙盘（或桌子）一张或多张。

规则：

（1）每组5～10人，每组使用一张沙盘（或桌子），多组可共用一套沙具。每1～2个小组配单名带领者。参与成员数量的上限与带领者、沙盘数量正相关。

（2）成员自选一个心仪沙具，每人用时一分钟，逐一简单介绍沙具并描述该沙具所对应的故事情节。

（3）按抽签顺序，成员询问自己"如果我的故事情节中遇到困难，会向现场的哪一个沙具求助？"然后，将自己的沙具与对方沙具并立，再描述如何联合对方克服困难，此后沙具各归各位，带领者（或助理带领者）记录下联合的双方，留作后续活动中讨论使用。本步骤的变形是寻找关联沙具时需对方同意，方能将双方沙具并立，如果对方不同意则继续寻找关联沙具。

（4）成员逐一完成询问、联合和描述，呈现人脉状况。每人限时3分钟，超时后仍未成功联合者不再寻找关联沙具，后期讨论中需进行团体讨论处理。带领者在本步骤中务必做到：①带领团体接纳落单现象和成员；②既勇于呈现人脉单调的现象，又需要在其本人自愿的前提下帮助该成员处理人际问题，切忌"只呈现，不处理"或"野蛮处理"；③做好处理强烈情绪、心理情结的准备；④带领者不得因回避团体冲突而干预寻找关联沙具，如指派某成员"兜底"与他人沙具关联。

（5）先行讨论沙具的关联因素，待团体氛围成熟时引入沙具与沙具、沙具与人，直至人与人关联因素的讨论，带领者逐步将团体讨论导入人际吸引因素分析方向，否则会降低本活动的意义。

（6）带领者鼓励成员关注人际学习，在讨论中更多地关注成长性内容，并鼓励成员将心理成长导入生活。

讨论与解析：涉及觉察成员间人际吸引的差异，引申到社会现实中社会支持系统的差异，通过现场人际互动来体验外貌、情绪模式、思维方式和人格吸引等，进而学习如何修整自己的人际模式。还可以涉及对人际交往擅长之处、短板等的处理。

5. "人际九宫格"团体沙盘游戏

意义：多角度呈现人际关系，通过完成意识化、人际会话实现自我成长、调适人际关系。

导入：生活中的我们有许多重要的人际关系，每份人际关系都与我们的内心想法、成长经验等相关。有些心理背景外显于现实中，很容易识别，有些则较为隐蔽，甚至以情结等形式深藏，但同样会深深地影响着我们。"人际九宫格"团体沙盘游戏帮助我们呈现全面的深度人际心理背景，使我们打开真实的心，觉察真实的回忆和情感，从而收获真实的人际关系。

准备：常规沙具1~2套，沙盘多张。

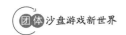

规则:

（1）每组2～6人，每组一名带领者，每位成员独立使用一张沙盘。因单组内呈现信息量已经足够多，超过6人时需要另行分组，分配带领者。全体成员共用1～2套常规沙具。

（2）每位成员将沙盘空间划分为如图2-4-1所示的九宫格形式，在每格中自由摆放一个代表自己与某对象间关系的人物或动物沙具，也可以是其他类型的沙具（如以一块石头象征与××的关系）。如图2-4-1所示，象征性地呈现了以家庭为主要内容的人际关系，如果现实中重要的家庭关系不足9项，则可以将某项关系分成2～3格呈现，或是加入重要的社会关系。本步骤限时15分钟，最后5分钟时带领者提示时间，以保证成员充分呈现心理状态。

骏马 （父亲）	慈祥的 老年男性 （父亲）	戴围裙的 女性 （母亲）
严厉的 女教师 （母亲）	顽皮的 小女孩 （姐姐）	一起读书的 男女沙具 （女朋友）
踢足球 的男子 （舅舅）	喜欢画画的 女人 （姑姑）	打篮球的 大学生 （好朋友甲）

图2-4-1 以九宫格形式呈现家庭人际关系

（3）沙具呈现结束后，可在后续活动中自由调换，但相应关系项目原则上不再变化。

（4）每位成员介绍自己全部沙具的意义、人际呈现、自我感悟等，每人8～10分钟（2～3人即人数较少时可放宽到12～15分钟）。带领者强调各位成员不可解读他人的沙具，做好处理强烈情绪、情结外显的准备。

（5）成员讨论经九宫格呈现的较为全面的人际关系，以及由人际关系投射出的自我心理特征，团体交流需进一步升华到团体成员间人际相处模式的互相学习。

（6）带领者鼓励成员关注人际学习，在讨论中更多地关注成长性内容，并鼓励成员将心理成长导入生活。

（7）因本活动用时较长，单次活动中获得的心理成长可通过两个途径进一步深化：①连续性团体活动；②生活化应用作业及团体反馈。不建议较仓促地在当次活动中再次呈现九宫格关系。

本模式变形之一：九宫格的中心格呈现代表自己的一个沙具，周围8个格中呈现与自己相关的沙具及象征的人际关系（图2－4－2）。

老虎 （父亲）	勤劳的 农民 （母亲）	慈祥的 老奶奶 （奶奶）
老教师 （爷爷）	读书的 男青年 （我）	一起看电视的 男女沙具 （妻子）
踢足球的 男孩 （儿子）	喜欢画画的 女人 （好朋友甲）	外出旅行的 驴友 （好朋友乙）

图2－4－2　变形一模式的九宫格呈现

本模式变形之二：在九宫格中自由展示普通人际关系，不再限制以家庭关系为主，操作规则类似。涉及内容更加广泛，适用范围进一步扩大，但团体活动主题不如原模式清晰。

本模式变形之三：在九宫格中摆出自己重要的关系人"心目中的自己"，通过8~9个镜我（使用原模式九宫格时是9个镜我，使用变形一九宫格时是8个镜我）呈现自我，然后讨论、交流和导入生活。

本模式变形之四：将九宫格自由改变为4~8格，具体格数依据团体成员实际情况或当次活动需求而定，也可以依据带领者采用本模式的简化版、简化团体活动的出发点而定。

本模式变形之五：将以上诸模式中"每格一个沙具"放宽为每格1~3

个沙具，呈现内容将更加丰富，需要带领者更加丰富的团体活动经验，以及更多的时间调控技巧。

讨论与解析：涉及将深达无意识的心理内容外显，进而讨论如何影响人际关系，通过倾诉人际困惑、展示人际成果、呈现人际困惑的普遍性（即去除成员的特殊化心理）、学习他人人际处理技能、成员间相互鼓励等来改变人际关系。

6. "你是我的眼睛"团体沙盘游戏

意义：帮助参与者感受单盲（模拟盲人）时的交流、生活技能等，训练团体协作能力。

导入："珍惜当下"是一句人人烂熟于心但真正实施者却寥寥无几的话，一部分人总是认为发生误解都是由于他人没有理解自己清晰的表达，这种误解可以通过"你是我的眼睛"团体沙盘游戏得以解决。每位"盲人"与"引导员"应认真扮演自己的角色，每位成员需认真体会活动间的心灵触动，从而迎来不同的情智成长。

准备：一张或多张沙盘，沙具百余个（需含人物类沙具，其余不限）。

规则：

（1）每组3~8人，单组或多组进行，每组独立使用一张沙盘。单名带领者所处团体的小组数量不可超过4组，超过时需要另行分组，并由不同带领者分别带领活动。

（2）带领者给每小组分配与其成员人数对应的人物沙具3~8个，其余沙具随机配备10~15个，确保每张沙盘内配备沙具的数量约为18~20个。建议所选沙具的高度不低于8~10cm，类似于小石块等难度过低的沙具要排除在外。

（3）每组自由确定逐次模拟盲人的成员顺序，余下成员为"引导员"。每位"盲人"成员自由选择一个人物沙具代表自己，由遮光罩挡住眼睛后手持该沙具穿越沙盘障碍区。余下所有沙具随机摆入沙盘，各沙具间需既有空间便于"盲人"成员沙具穿过，又不因过于开阔而缺少难度。带领者有权调整过于稀疏或简单的障碍设置。每次轮换"盲人"成员时，场面上做障碍用的所有沙具需要适当变换位置。

（4）本步骤存在两种形式，简单式为每位"盲人"成员手持沙具穿越沙盘障碍时，小组只派出一名"引导员"进行言语引导。困难度式为每位"盲人"穿越沙盘时，小组余下的 2~7 人全部担任"引导员"，集体、同步指挥"盲人"成员穿越障碍物。建议团体活动初期采用简单式，中后期导入困难式。无论何种形式，均禁忌引导员直接牵着"盲人"成员的手及沙具进行穿越，只可采用言语引导。

（5）结合上一步骤的模式，引导成员通过语言在场外发布方向、距离、高度等信息，"盲人"成员手持沙具从沙盘任一角出发，依据言语信息，沙具不离开沙子地穿越障碍区，最终到达沙盘对角线的另一端，同时要求路径上的沙具不能少于 10 个，触碰任何沙具即为穿越失败。穿越失败时，有两种处置手段：只有一个小组进行活动时，该"盲人"成员可以回归出发点，进行二次穿越，但不建议同一名成员尝试 3 次及以上穿越。多小组同步进行活动时，因多组间往往会开展竞赛，所以不再允许该"盲人"成员二次穿越，而是小组内选出下一位"盲人"成员，前一名"盲人"成员转为"引导员"的角色。

（6）人员较多时可分组进行，在各组间开展单人成功穿越用时竞赛，或开展单位时间内成功穿越人数多少的竞赛等，这样更能激发团体活动氛围和团体感悟。

（7）以上活动步骤总用时原则上不超过 30~40 分钟。小组成员均完成穿越障碍，或限定时间结束后（小组内尚有成员未完成穿越障碍任务时直接终止活动，此处有可能的"依规则终止活动"现象需事先向全体成员告知，带领者在讨论环节可适当引导未能进行穿越活动的成员谈论自我感受），全体成员讨论活动感悟，例如协作与分工、珍惜现有生活、清晰表达个人意图、助人时如何更为有效等。

（8）带领者鼓励成员关注人际学习，在讨论中更多地关注成长性内容，并鼓励成员将心理成长导入生活。

讨论与解析：涉及如何克服不完整交流，如何充分信任自己和团队成员，学会珍惜现有的生活，懂得活在当下，也会涉及团体协作能力训练，

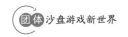

理解他人的困难，不同立场间的成员建立共情，等等。

7. "疯狂快递"团体沙盘游戏

意义：训练耐力，提高情商与社交能力。

导入："疯狂快递"团体沙盘游戏帮助我们在完成不确定性较强的任务中得以成长，请各位既要设置足够的难题给"快递员"，又要在担任"快递员"时努力完成任务。

准备：常规沙具一套，沙盘（或桌子）一张或多张。

规则：

（1）每组 6～10 人，使用一张沙盘（或桌子），多组可共用一套沙具。可在多组间展开速度与质量竞赛。

（2）各组内部抽签产生首、尾两名成员，其他成员无需分序。首、尾两名成员自选一个沙具，分别放于沙盘（或桌子）长轴的两端。其他成员每人自选两个沙具，自由放到沙盘（或桌子）上，其他成员的沙具（不含首、尾成员的沙具）可以共同形成一个作品。小组内无需介绍沙具构成。本步骤限时 3 分钟。

（3）首、尾成员单独、隐秘地依据二人所选沙具约定快递任务，如选取工人沙具的首名成员与选取猴子沙具的尾名成员约定快递任务是"从其他成员沙具处带来 1～2 个沙具作为猴子的玩伴"，或是选取石头沙具的首名成员与选取汽车沙具的尾名成员约定"从其他成员沙具处带来 1～2 个沙具作为汽车过河的铺垫"，此任务不向其他成员公开。

（4）首位成员携带其沙具穿越其余成员的沙具群，穿越途中逐一接触所有成员的沙具，并使用自己沙具完成每位成员沙具的内心愿望。在得到途中成员对其任务完成情况的认可后，才能到达下一成员的沙具处，期间还需要根据快递任务向其他成员完成沙具"收集"（收集的目的是为了直接或间接完成约定的快递任务；"直接"是指收集对象符合任务要求，"间接"是指收集对象可以备用为后期的"交易沙具"；此收集不可勉强任何成员）。需要时，可以将前面收集来的某些沙具与后期所接触成员的沙具进行交易，以换得符合任务要求的沙具。

（5）首位成员逐一完成其他成员沙具的未竟愿望，携带从其他成员处收集的沙具并最后送达末位成员，然后接受末位成员对快递任务的满意度考评，末位成员满意后方可结束此次快递任务。依现场人数，穿越及收集过程限时 10～20 分钟。

（6）完成任务后，小组重新选出首、尾成员，在角色轮换中丰富体验。

（7）以上团体活动总用时不超过 1 小时，带领者需要留出足够时间开展团体讨论。

（8）带领者鼓励成员关注人际学习，关注成长性内容，将心理成长导入生活，并反馈回团体中。

讨论与解析：涉及善于接纳生活中的变化与不确定性，提升交流和互动能力，提升逆境商，锻炼耐力，多角度体验人生，并最终在生活中学会坚持，以及善于理解自己和他人。

8. "你如何懂我"团体沙盘游戏

意义：训练理解他人的能力，以及尊重他人与自己标准有所差异的理解接纳人际差异，摸索增进人际交流的技巧，最终在反复训练中更全面地认识自我和他人。

导入：生活中自认为很清楚的事情不代表他人也能够真切理解，自己的目的在团队合作中往往会受到干扰、发生变形。"你如何懂我"团体沙盘游戏帮助我们觉察差异、接纳不完美、感受他人的努力，通过仁者见仁、智者见智的活动形式及后期导入生活，你会发现，家庭中少了埋怨、多了理解，工作中少了冲突、多了合作。

准备：常规沙盘游戏设施一套或多套。

规则：

（1）每组 3～6 人，独立使用一张沙盘。两组可共用一套沙具。单名带领者带领上限是两个小组。

（2）每位成员将自己预设的沙盘作品、所需沙具、沙具的主要特点及沙盘作品构图等写或画在纸上，内容繁简自由决定，并在完成后交给带领者保存。带领者说明此资料会应用在后续活动中，暂不公开。成员规划的沙具是否存在于现场实际沙具中，请参见本模式变形一。本环节限时 6~8 分钟。

（3）每组随机产生一名描述者，其余成员为选取者。描述者负责陈述文字、图画记录中的需求，选取者负责依据听到的信息选择沙具，过程中不可与描述者沟通。

（4）描述者拿到自己预设的作品资料，背对（或面向）沙具架和沙盘，反复描述自己所需沙具的类型、外观、尺寸及作品构图等，此时不能再变更预设内容。选取成员依据语言信息选取沙具，可在选取者内部低声、简单交流，选取者将内部确认的沙具（不能与描述者有任何形式的沟通）放置在沙盘中。限时 10 分钟。

（5）描述者使用前步骤中其他成员所选沙具完成原预设沙盘作品，需要尽量与原预设资料保持一致，不能调换、增添、拒绝、忽略任何已选沙具，不能更改原主题，不能随意评价所选沙具是否满意，甚至言语攻击选取者。本步骤限时宜短，从而有利于适度激发当事人的情绪，例如限时 3~5分钟。

（6）描述者介绍完成的作品，陈述现场中所用沙具、作品构成、表达效果、自我感受等，突出实际情况与原自我预期间的异同。描述者与诸位选取者共同讨论心理感悟，交流下一步互换角色后的活动技巧等。限时 10 分钟。

（7）小组内互换角色，结合前期讨论而再次展开活动。所有操作环节总用时不超过团体活动的 2/3，以保证团体讨论时间。

（8）通过成员间角色互换、不同活动任务激发，以及讨论交流而感悟人际交流中的情商因素，带领者鼓励成员更多地关注人际学习和成长性内容，并鼓励成员将心理成长导入生活。

本模式变形之一：不限制团体活动现场是否含有全部的预期沙具，每位成员既可以完全依据现场沙具而谋划作品预期，也可以兼具现场实际条件和自我个性化要求而谋划。此处变形将可能导致某些沙具不可能找到，增加了活动难度和互动的强烈程度，但有可能有利于团体活动效果（特别是应用在团体氛围逐渐成熟的团体后期时）。

变形之二：将每一位描述者描述自己的预期记录改变为描述他人的预期记录资料，其余成员选取沙具，然后描述者与其余成员（不含资料的拥有人）共同依据文字、图画记录等信息完成作品，不可向当事人有任何形式的求助。整个活动中当事人不参与描述、选取及摆放，只能旁观。当事人在观察过程中不得以任何方式介入以上操作，但在作品完成后需真诚地参与讨论，表达自己对作品发生变化时的感受，升华出的团体活动的收获。

变形之三：描述者描述他人作品预期记录，其余成员选取沙具且当事人旁观之后，由当事人遵从自己的预设、仅使用现场所选沙具完成作品。其余的团体讨论等内容同前。

变形之四：选取者从"只选不摆"改变为"既选又摆"，即选取者依据描述信息选取沙具，同时依据描述信息共同合作制作作品。依据活动经验，笔者推荐的模式是选取者"只选不摆"。

变形之五：当事人仅旁观整个过程，描述者仅进行描述，其余成员再分组为选取者和摆放者，其中选取者仅进行选取，摆放者仅采用实际选来的沙具（不进行任何调换）摆出自己认为对的、当事人预期中的作品。全过程限时 8～10 分钟。在多轮次中完成角色轮换体验。后期各成员独立介绍各自作品的构成、角色感悟等。

本模式实际应用时十分灵活，所以存在的变形颇多。带领者在前期准备时鼓励每位参与者均设计出草图，以便在后期更换变形模式时有足够的草图。现场有多个小组时，小组间互换草图同样可以提高活动效率。

讨论与解析：涉及如何站在他人的角度表达自己，如何尊重人与人之间理解与表达的差异性，珍惜沟通与反馈，接纳生活目标的不完美，积极关注他人的努力，真诚赞美或感谢他人，体验团队合作，等等。

9. "我是记者"团体沙盘游戏

意义：通过体验沟通中的漏斗效应而学会沟通，如更清晰地表达、反复强化、寻求反馈和确认、后期追踪等。也可用以训练人们辨别谣言、识

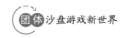

别真相的能力。

导入：生活中人们会发现，告诉他人的话语时常在传播中改变了原意，清晰、准确地发布信息的难度很大。于是，我们可以通过参加将信息传递路径放大了的"我是记者"团体沙盘游戏，在游戏中感受日常准确沟通的不易，进而训练有效沟通的能力。

准备：常规沙具一套，沙盘（或桌子）一张或多张。

规则：

（1）每组 4~8 人，使用一张沙盘（或桌子），多组可共用一套沙具。每 1~2 个小组配单名带领者。参与成员数量的上限与带领者、沙盘（或桌子）的数量正相关。

（2）成员自选一个心仪沙具，限时 3 分钟。

（3）每位成员保证采访到全部成员所选的沙具，采访内容包括沙具特点、蕴含的故事及个性化采访内容。

（4）带领者把握时间，保证每个沙具在"两分钟采访"中被有效地介绍，两分钟结束后统一更换采访对象。

（5）采访结束时，成员先依次介绍自己沙具的特点（每人两分钟），然后每人随机介绍自己采访的沙具（此处所介绍沙具的数量是总沙具数量的 1/2~2/3，如此数量约定的优势是涉及人员较广，但容易发生疲劳、关注度下降等现象。另一种方式是至少介绍两名其他成员的沙具，保证每位成员的沙具均能够被介绍。带领者依据现场情况选择介绍方式和数量，例如小组人员较少时可选择前一种方式，较多时则倾向后一种方式）。允许在介绍中适当加入主观性内容，但不能出现评判性内容，被介绍者不要随意打断。每次介绍限时两分钟。时间需要充分使用，既不提前结束，也不超出时限。报道对象适度重叠有利于增加信息量。带领者鼓励每位介绍者尽量不受他人影响，进行独立性介绍。

本步骤的变形模式是将自我沙具介绍和每位成员介绍的顺序进行调换，即先进行随机介绍，再进行自我介绍，此时需要鼓励每位原选取者尽量不受他人介绍的暗示，做到保持初心。

（6）讨论沙具的个性化理解和沙具的多样性理解，以及被采访时自我表达的原意图、实际采访效果与听众感受到的介绍内容（模拟沟通链条各重要环节）的异同，讨论沟通交流技巧，例如对报道中断章取义的处理等。

（7）带领者鼓励成员在讨论中更多地关注人际学习和成长性内容，并将心理成长导入生活，并反馈回团体中。

本模式变形一：每位成员可选择 3 ~ 5 个沙具作为一组，形成自己关于沙具的主题后，成员间开始采访和接受采访。

本模式变形二：不再限制沙具、沙型数量，自由创作，然后进行采访，时间依旧是两分钟/人/次。因信息量明显增加，活动难度也会相应增加。

讨论与解析：涉及如何清晰表达自我意图，如何在表达中兼顾信息的详细阐述和简要地突出核心要素，如何确认倾听者有效接收到自己表达的信息，如何修正信息传递过程中的变形，如何应对误传或变形带来误解，以及如何倾听他人、完整理解他人、传递他人意图等，接纳不完美沟通，提高沟通技巧，抵制流言。

10. "沙盘接力"团体沙盘游戏

意义：训练理解他人的能力、团队合作能力，学会接纳不同个体的关注点、理解力与执行力的差异。

导入：生活中我们渴望人与人之间多一些默契，或是希望自己与家庭成员、同事或其他团队成员能够合作愉快，"沙盘接力"团体沙盘游戏帮助我们体验并训练与人合作、接纳差异和达成高效率合作的能力。让我们积极参与，并且多次开展活动，在一次次精进中获得成长。

准备：常规沙具一套，沙盘多张。带领者前期为每个小组准备 2 ~ 3 张沙盘作品照片及对应的沙盘游戏设备，分配团体任务时沙盘设施和照片不可错位。每个作品由约 20 个沙具、2 ~ 3 处沙型、不同构图风格构成，先期完成、拍照后拆除，照片留作活动时使用，使开始团体活动前，作品现场及照片需要保密。每组内部各沙盘作品的沙具、沙型、构图风格应尽量不重复，各组之间沙盘作品的沙具、沙型、构图风格等重复程度无严格

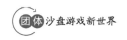

限制。

规则：

（1）每小组4～6人，建议多组间开展竞赛。一位带领者最多负责两个小组。

（2）每组选出一人做描述者，各组拿到各自沙盘设施对应的第一张沙盘作品图片后，由描述者背对沙盘游戏现场描述图片，其余成员抽签或自定顺序后接力上场，通过循环操作完成团体任务。每位出场队员每次可选择下列动作之一（俗称"六选一"）：①选取一个描述信息中的沙具；②更换一个已选沙具；③摆放一个已选沙具；④设置一次描述信息中的沙型；⑤修订一次前面队员的一个沙具摆放或一个沙型设置；⑥弃权。本步骤限时15分钟，时间到则停止所有团体活动。

（3）比对各组现场作品与原图的吻合程度，并进行综合用时评比，适度的组间评比竞赛有利于激发团体收获。简单讨论活动技巧。

（4）各组重新确定描述者和操作成员，帮助每位成员体验不同角色的心理世界，然后使用预留图片开展团体活动。一张图片只能使用一次，必要时可通过小组间互换设备（或场地）、照片以增加照片的利用度。以上第二至第四步骤活动总用时不超过一小时。

（5）进行小组讨论，在适当时机导入全体成员讨论，如理解他人的技巧，开发团体合作的技巧，等等。

（6）带领者鼓励成员在讨论中更多地关注成长性内容，并鼓励成员将心理成长导入生活，并反馈回团体中。

讨论与解析：涉及觉察并处理好人际间理解、执行的差异，在不完美中达成结果的完整性，训练合作能力与纠偏能力，同时涉及如何与人沟通，面对不同个体的不同心理世界。

第五节
管理团训类团体沙盘游戏

1. "我心永恒"团体沙盘游戏

意义：训练突破认知定势的能力，以及在新条件下坚持梦想的能力，兼顾团体凝聚力的训练。

导入：适应新环境的过程中，人们随着环境的变化而改变着自己的梦想，回头再看时，感叹"物是人非事事休"，甚至自我安慰道"我在入乡随俗"。"我心永恒"团体沙盘游戏帮助人们明白新环境并不会完全抹杀最初梦想的实现，特别适合迷茫中的打拼者。

准备：常规沙具一套（或多套），沙盘（或桌子）多张，沙盘（桌子）数量与参与者数量呈正相关。

规则：

（1）双人、双家庭、双小型团体（2~6人）参与，也可以放宽到三方参与。单名带领者带领人数上限是12人。

（2）限时10分钟，各方自拟主题完成各自的沙盘作品，期间各方内部自由交流，不同团体之间无需交流。带领者仅需确认各方主题不过于接近，同时对于过于模糊、有歧义、拓展空间过大的主题需要修改达到"具体且不同"的标准。各团体使用沙具的数量约为15~20个（三方参与时限量为10~12个）。

（3）各方进行两分钟的作品独立介绍，需要清晰介绍各自的作品主题。

（4）带领者指导各方将各自的作品聚合为一个大作品，各方自行讨

171

论、协调处理各沙具的角色、位置、用途和代表意义等，最终使大作品的主题依次重现各团体的原主题。可以直接聚合（不增加、删减沙具，此时不得忽略、遗漏盘内任一沙具），也可以通过讨论去除或增加一定数量的沙具，去除或增加沙具时各方权益相当，且去除或增加沙具总数量不能超过原沙具总数量的1/5。本步骤的核心任务是组合后的大作品逐一重现组合前的各方主题，这意味着大多数沙具至少需要重新设置两次（两方参与）或3次（三方参与）。限时10分钟（三方参与时限时15分钟）。

（5）团体讨论活动感悟，例如突破沙具意义的固化思维，接纳成员表达，接纳拒绝，处理情绪，等等。

（6）带领者鼓励成员进行现场人际觉察和学习，引导成员将心理成长导入生活，并反馈回团体活动中。

讨论与解析：涉及觉察坚持原主题（初心）的难度。反复训练中，成员通过体察努力付出后的成功，增强执行初心的动力。

2. "职业梦想"团体沙盘游戏

意义：明确职业梦想，指导职业选择，辅助改善同事关系。

导入：我们的职业梦想是什么？我们想要什么样的同事关系？我们怎么去调适实际工作与内心理想之间的差异？"职业梦想"团体沙盘游戏帮助我们明确梦想、指导现实，通过积极参与，可以暂时抛开现实的制约，并最终更好地协调现实。

准备：常规沙具一套（或多套），沙盘（或桌子）多张，沙盘（桌子）数量与参与者数量呈正相关。

规则：

（1）每组3~8人，设单名带领者。带领者介绍团体沙盘游戏的意义，成员每人选择1~2个最接近自己的沙具进行介绍，从而初步呈现成员人格、兴趣等，每人1分钟。

（2）团体选出2~3位成员平行地完成职业梦想沙盘，沙具、沙型无限制，限时6~8分钟。

（3）其他成员就职业目标、个人追求、职业意义、实现策略、困难应对等内容自由地向展示成员发问，操作者逐一回答。

（4）角色轮换，保证每位成员均体验双角色，在丰富而详尽的互动中具体化、意识化职业愿景。

（5）团体讨论呈现自己职业梦想的感悟，成员间交流梦想时的启发，未来的梦想和指向当下梦想之间的区别，困惑与情绪处理，以及他人的可供自己学习之处，等等。带领者注意引导已有明确职业的成员参与讨论，并在前述内容的基础上增加呈现"梦想初心"后对现有职业的影响，以及如何调和可能存在的梦想与现实的差异。

（6）带领者鼓励成员进行现场人际觉察和学习，引导成员将心理成长导入工作生活，并反馈回团体活动中。

本模式第三步在应用中可将每个讨论目标再行细化（参照职业规划与管理理论），例如具体交流影响职业目标的家庭因素、教育因素、经济因素、认知因素、文化因素、感情因素、个人情结因素及现场临时觉察因素等。同样，还可以扩充实现应对策略。

本模式亦可涉及家庭、婚恋、生活、感情、个人梦想、价值观等非隐私领域，还可以作为家庭活动进行，注意防止成年人干涉或过于明显地评判儿童（青少年）关于梦想的介绍。

在年龄段上，小学及以上孩童及成年人均可使用该团体沙盘游戏，注意贴合各阶段人生发展的任务。

讨论与解析：涉及梦想及实现策略，调和理想与现实，等等。

3. "群策群力"团体沙盘游戏

意义：通过发挥并体验团队的力量，建立起对团队的信任。学会接纳他人意见，认可思维差异性和打破定势思维。

导入："三个臭皮匠，赛过诸葛亮"与"众人拾柴火焰高"均在描述团队力量的魅力，个人遇到困惑时的处理模式与团队的处理模式间的差异使人们学会信任团队。"群策群力"团体沙盘游戏充分展现了团队的丰富能量，让我们共同见证集体的魅力！

准备：常规沙盘游戏设备一套或多套。

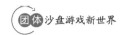

规则：

（1）每组 4 ~ 8 人，各组分别使用一张沙盘，多组可共用一套沙具。每 1 ~ 2 个小组配单名带领者。参与成员数量与带领者、沙盘数量呈正相关。

（2）抽签选出或推荐一名成员先行完成沙盘作品、表达心声，沙具和沙型不受限，不涉及个人隐私，如呈现自己目前需要面对的青春期亲子问题，然后介绍具体内容。该成员需要愿意公开自己的沙盘游戏作品，并同意其他成员表达不同意见。总限时 10 分钟。

（3）其他成员以该成员的心理世界和沙盘作品为参照点，就呈现问题解决新途径、感悟作品新理解或开启作品中所忽略的内容等进行讨论。注意几点：①活动熟练、团体氛围成熟后，无需完全地限制于该作品的参照点，可适度拓展至类似事项；②可在征得当事人同意的前提下增减沙具以促发新思路的呈现，但不能强制当事人接受；③团体氛围成熟后，其他成员也可以从不同角度认知沙盘呈现，培养转化意识、发散思维、同理心等。

（4）经前期示范后，带领者强化团体活动的社会学习功能，然后团体自由推荐成员介绍自己的心理世界和沙盘作品，其余成员参与讨论。每位成员的时间配额是 10 分钟，时间充足时可进行多名成员活动。本步骤的变形之一是将团体分为小组，每组 3 ~ 5 人，各组间平行开展活动。本变形的优点是活动效率将有所提升，缺点是思维多样性将会下降。

（5）进入团体讨论阶段后，带领者需要将团体成员从具体问题导向的个体心理世界、沙盘游戏作品呈现、新认知或新办法中带离，遵从"团体活动形式服务于团体成长"原则，带领成员多讨论团体间学习、如何发挥集体力量等团体活动的深度成长。讨论中涉及就某位成员个人相关的具体内容的讨论，但更多的是要以深度成长的共性内容为主。例如，适度涉及二号成员的夫妻关系及本次现场呈现，但主要内容是如何使全体成员学习新办法、释放情绪、取得团体共情。

（6）经过前期成长后，在时间允许时，可推举 1 ~ 2 名成员将现场学习所得通过沙盘游戏进行呈现，具体呈现形式既可以是一个表达成长的作品，也可以是先通过作品呈现一个问题，后再加入成长内容（类似于前期活动模式，区别在于此时成长内容的加入是主动进行的，是基于团体活动成长的心理发展）。

（7）带领者鼓励成员将心理成长导入生活，并反馈回团体中，如鼓励成员面对问题时既关注从外界学习到了哪些具体策略，又关注善于群策群力、社会学习等深度成长的内容。

讨论与解析： 涉及认可自己处理事务的模式，信任思维的多样性，觉察自我包容性，积极进行人际学习和善于运用团体力量。

4. "众志构图"团体沙盘游戏

意义： 提高团体凝聚力和认可度。

导入： 我们的团队优秀吗？我们能通过团队力量完成一件看似不可能的任务吗？"众志构图"团体沙盘游戏让我们在"失明"的特殊条件下感受合作、接纳和努力等团队要素，从而信任我们的团队。

准备： 常规沙具多个，沙盘（或桌子）多张。

规则：

（1）每小组4~8人，因本模式便于小组内部自我管理，故带领者可以同时带领多个小组。

（2）每人随机选择一个沙具，全部沙具围成一个大环形，间隔10~15cm，并使用细绳线逐一串联，最终组成封闭圆形。

（3）第一轮活动中，全体成员佩戴眼罩。成员一手拿好自己的沙具，另一手辅助测量，群策群力（封闭视觉通道条件下，允许使用其他任意沟通途径）下完成带领者逐一下达的"组成三角形、长方形、菱形、等腰梯形、五边形、六边形"等任务。以上图形的类型、数量由带领者现场宣布，如要求环形相连的6名成员10分钟内组成一个三角形和一个正方形（两个图形是分别组合还是同时出现，由带领者决定）。亦可两个小组或多小组平行进行，各组间对比图形的美观度，以竞赛机制增强团体效果。

（4）在前面步骤的基础上，每小组增加场外构图指导人员（无需佩戴眼罩）若干名，指导人员以各种方式辅助场内成员完成带领者的构图指令

（构图要求、竞赛机制等与第三步相同）。特别强调，现场只允许指导人员进行言语指导，不允许指导人员直接帮助或替代场内成员进行构图，也不允许场内成员之间进行任何形式的交流。活动结束后，对照第三步与第四步两种方式下构图效果的差异及成员内心活动的差异等。

（5）自由讨论活动感悟，不可流于构图是否美观等表面化的内容。

（6）带领者鼓励成员进行现场人际觉察和学习，引导成员将心理成长导入工作生活，并反馈回团体活动中。

讨论与解析：涉及对身体感官功能的认知态度，团体合作的重要性，对团队力量和凝聚力的信任，沟通的意义，等等。

5. "多彩 ABC"团体沙盘游戏

意义：呈现面对同一事件时的多样化思维，进而使人们明白不同的认知模式会导致不同的情绪及行为结果。

导入：人们受限在单一思维中时，对于事件结果的认知难免会钻牛角尖。认知心理学认为，换一种看问题的思路，可能会迎来截然不同的结果。"多彩 ABC"团体沙盘游戏帮助我们在现场体验中感受认知的影响，从而懂得"换个角度看世界，世界将会大不同"。

准备：常规沙具一套或多套，沙盘多张。

规则：

（1）每组 4～10 人，配备单名带领者，全体成员共用现场沙具。

（2）小组选出一位愿意公开坦露自我事件的成员，该成员使用独立沙盘，通过操作沙盘作品而展现一件影响其本人的实际事例，沙具使用数量不受限制，以此作为认知心理学中艾利斯 ABC 理论的事件 A，供团体初步活动时使用。限时 6～8 分钟。

（3）其他成员使用二等分或四等分的沙盘区域，平行、独立地呈现每个人的、针对示范事例的、对应于 ABC 理论中的新理念 B。理念 B 的呈现方式是通过操作沙盘作品，沙具使用数量不受限制，限时 5 分钟。然后成员进行逐一介绍，可有简单的现场交流。带领者需要确保：①每位成员都要独立地呈现理念 B；②带领者建议每位成员呈现的理念 B 兼顾示范事例的当事人和提供理念的成员双方的心理背景；③成员间无需相互观察和参照；④不允许随意评判任何现场呈现；⑤鼓励全体成员以成长、发展性态度参与本环节活动。

（4）第三步骤中所有理念 B 展示结束后，每位提供理念 B 的成员在沙盘作品的基础上呈现对应的可能结果 C，可有临时的现场发挥（此处临时发挥有助于呈现多样性）。团体共同借助丰富多彩的现场沙盘作品，感悟不同理念 B 可能带来的不同结果 C 之间的差异。带领者需善于激发不同结果 C 对成员情绪、认知的影响，强化现场因认识到事物及思维的多样性而活跃的或引发成员感悟的团体氛围，以此帮助成员学会认知改变、强化后续团体活动效果。

（5）第二步中提供事件 A 的成员在本步骤中介绍两方面内容：①自己的原有理念 B_1、对应的实际结果 C_1；②经过团体呈现和讨论后新形成的、符合自己特点的理念 B_2，可有简单的对可能结果 C_2 的介绍（此处不建议过多预测结果，而在第四步中适度地展望结果 C 则是营造团体氛围所必需的）。以上第二至第五步构成团体沙盘游戏技术与团体认知技术的融合及示范，总用时不超过 20～30 分钟（依实际成员数量而定）。

（6）参照前期示范程序，更换事件 A 的提供者，从不同角度提供理念 B 及体验不同的现场角色。继续进行团体活动，限时 30～40 分钟。

（7）带领者协调好前六步的总时间，保证为本讨论步骤预留 20～25 分钟，鼓励成员在讨论中不局限于沙盘作品的具体呈现、事件的具体处理细节等，重点是通过团体活动学会认知心理学的核心技能。

（8）带领者鼓励成员多关注人际学习和成长性内容，将心理成长导入生活，并反馈回团体活动中。

讨论与解析： 涉及觉察认知多样性的意义，学习新认知，观察和学习产生新认知的技能，还可涉及感受团体的力量。

6.　"创意搭档"团体沙盘游戏

意义： 开拓参与者的创造性思维，鼓励参与者接纳并处理不确定因素，积极参与团队合作，信任团体的创造潜能。

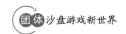

导入："众人划桨开大船"是团队力量的写照，体验、参与并信任团队是发挥团队力量的基础。"创意搭档"团体沙盘游戏帮助我们从二人团队开始练习通过积极参与，获得发挥团队能量的能力。

准备：常规人物沙具数十个（必要时以其他沙具代替人物沙具，需提前向成员说明其中存在象征与替代，但至于树沙具代表高大男性还是慈祥女性，带领者无需干预），沙盘（或桌子）多张。

规则：

（1）每小组 4~8 人（成员数量为奇数时，可根据变形模式一操作），每组一个主题，例如工作任务、营销主题、创意故事或创意作文题目等，各小组的主题可以重复，但各小组的沙具不同。

（2）每位成员自由选择 1~2 个沙具，依成员位序围成沙具序列，各成员简单介绍自己所选沙具。本步骤限时 3 分钟。

（3）以抽签方式形生两两组合，如同时抽到 2 号签的甲成员和丁成员组成一组。每个组合发挥自己沙具组合（不遗漏任一已选沙具）的功能、象征或意义等，完成所在小组的主题。带领者组织小组内每个组合依次表达，每个组合限时 3 分钟，同时要求同一主题下各组合表达的内容、思路不重复。当大多数小组成员认为出现重复或高度雷同时，该组合需调整思路、再次表达，直至完成创意任务。带领者引导成员在完成团体创意的同时，要善于观察其他成员的时间掌握能力、对于沙具功能的发挥、现场应变能力、人际合作能力等。

（4）每一轮创意搭档完成任务后可重新组合，建议再组合后带领者提出新的小组主题等，以多参与、多体验来促进团体成长。

（5）团体内讨论活动感受，如积极面对变化性环境，打破个人暗示，训练积极态度，等等。

（6）带领者鼓励成员进行现场人际觉察和学习，引导成员将心理成长导入工作、生活，并反馈回团体活动中。

讨论与解析：涉及如何训练团队合作技巧，感受团队的创造性和包容性，体验团队魅力，等等。

本模式应用范围广泛，家庭内应用时可完成创意小妙招、讲创意故事

（可以自由命题），作文教学应用时可进行团体作文，成长团体应用时可用于情商训练和调适思维定势，婚恋团体中可用于促发成员间的默契等。

本模式变形之一：在第三步中产生三人组合，甚至多人组合，此处变形设置需要由带领者依现场需求（如成员总数是奇数）而定。

本模式变形之二：第三步中每人自由选择搭档对象 1 ~ 2 个，带领者需注意：①不得出现落单成员；②一轮活动结束后，应重新选择搭档。

7. "甲方乙方"团体沙盘游戏

意义：在角色轮换中体验对方心理、立场和沟通注意事项，促进双方改进合作策略，提升团队和谐，改善合作效率。

导入："甲方乙方"团体沙盘游戏通过上、下级双方互换角色，体验对方与自己在实际工作中的不同立场和不同的沟通方式，最终帮助我们学会既兼顾自身要求，又善于站在对方的角度处理问题。

准备：常规沙具一套，沙盘（或桌子）多张。

规则：

（1）小组由 4 ~ 8 人构成，既可以是新组建的工作团队，也可以是已有的工作团队。本活动模式同样适用于普通团体活动、学校团体活动或家庭团体活动等。

（2）每人先自由选择 2 ~ 4 个沙具（每人所选沙具数量与成员数量负相关），无类型限制，不需事先协商选择主题或标准。限时两分钟完成。

（3）成员逐一介绍沙具，并陈述本人对该沙具及下一步沙盘作品的预期。每人限时 1 分钟完成陈述。

（4）通过抽签的方式从全体小组成员中选出"主人"和"仆人"角色各 1 ~ 2 位（两种角色各一位时活动难度较小，心理收益较小；两种角色各两位时活动难度、收益均增加），两种角色的数量无需有意对等。"主人"成员负责的团体活动内容是指导团体完成共识性沙盘，"仆人"成员负责的团体活动内容是挑选其他成员（后称"工作组"）需要的新沙具。如果各角色不止一人，则角色内部可进行协商与分工。

（5）除去"主人"和"仆人"角色成员的其他成员（合称"工作

组")不再离开沙盘周边,且前期所有已选沙具不再撤出沙盘。"主人"成员开始结合现场意见、个人欲求、前期所选沙具构成或带领者给予的命题等因素(以上因素可全部考虑或部分考虑)确定团体沙盘作品的主题,并指导工作组开始操作。本步骤的活动目标是完成一个作品,该作品符合三方("主人"、"仆人"和"工作组")意图的程度,需要在现场依各方实际能量、表达等而定,带领者不允许干预操作过程,同时又需努力保护团体氛围,避免出现过于强烈的冲突。"工作组"尽量统一意见地与"主人"和"仆人"沟通,"工作组"内部意见不一致时,仅"主人"有权进行处理。工作组同时可向"仆人"提出服务需求等,如告知需要哪些特征的沙具、增减某个沙具。操作期间,初期每人所选沙具不能撤出沙盘,但其用途、功能可变化;后期经"仆人"可对沙具进行自由调换。三方间意见不一致时,由团体共同讨论处置,带领者不能干预。需要说明的是,若参与者是现实工作团队,依据"团体活动属于模拟现实"的原则,不建议以实际工作任务来指导"工作组"。限时 10 ~ 15 分钟完成作品。

(6)成员轮换角色,充分体验各个角色。

(7)团体讨论管理、服务、沟通、换位思考等方面的收获。

(8)带领者鼓励成员进行现场人际觉察和学习,引导成员将心理成长导入工作、生活,并反馈回团体活动中。

讨论与解析:涉及觉察不同立场的不同态度、思维与沟通技能,重点是反复训练和掌握换位思考(即共情)的能力。

8. "营销沙具"团体沙盘游戏

意义:训练营销团队的业务技能,也是坚持、等待、拒绝、变通等情商要素的重要训练形式。

导入:我们能够真正做到坚持到底吗?我们能读懂他人的需求吗?我们会精准表达吗?我们会巧妙拒绝吗?"营销沙具"团体沙盘游戏在观察、表达、调整和接纳中帮助成员成长。或许是营销业绩上涨,或许是变得更加善解人意,相信只要您积极参与,就会迎来新的自己。

准备:常规沙具一套,沙盘(或桌子)多张。

规则：

（1）小组由 4~8 人构成，抽签产生营销者 1~3 名，其余为普通成员。

（2）"双盲"情况下营销者选择与其他成员人数相当（或是人数的 2~3 倍）的沙具，各营销者自行保存备用。其他成员在"双盲"情况下每人自由选择 1 个（或 2~3 个）沙具。其他成员各选择 1 个沙具时，直接进行第三步；各选择 2~3 个沙具时，可以使用这些沙具（不含营销者的沙具）共同完成一个"近乎完美"的作品，此处完美的标准是以其他成员一致认为此作品几乎无需再调整为准，故制作作品时可适当增减沙具。如仅挑选沙具，限时 3 分钟完成本步骤；如制作作品，本步骤在 8~10 分钟内完成。

（3）营销者将自己的全部沙具逐一推销给其他成员，并与他人的沙具配合形成较适宜的组合，此处是否达到较适宜的标准需以其他人员的意见为主。其他成员有权拒绝，而营销者需努力完成任务。完成任务的难度与时间需求与前期营销者所选沙具的数量（单倍或多倍）有关。向集体作品营销时，参照"知难而进"团体沙盘游戏模式。本步骤一般限时 10 分钟。

（4）成员轮换角色，充分体验各种角色的心理感受。

（5）团体内讨论营销方与消费方的不同心态、行为，训练营销技巧。

（6）带领者鼓励成员进行现场人际觉察和学习，引导成员将心理成长导入工作、生活，并反馈回团体活动中。

本活动可设观察员若干名，以第三方角度观察并进行反馈，催化成员的体验感。

讨论与解析： 涉及营销、沟通技能，以及营销方如何努力坚持、消费方如何学会拒绝等。

9. "再现我心"团体沙盘游戏

意义： 训练对他人的觉察和共情能力，以及接纳他人对自己的不准确理解，同时训练精确表达的能力。

导入： 人际交流中，人们存在不把所有话语都说透彻的现象，这时，便需要我们去揣测他人的意图。怎样较准确地做好间接沟通呢？"再现我心"团体沙盘游戏便可帮助我们训练觉察他人内心的能力，从而提升沟通效率和准确性。

准备：常规沙具一套，沙盘（或桌子）多张。

规则：

（1）小组人数为4~12人，随机分为人数相同的制作组和观察组。如果总人数是奇数，则留出一名观察员独立地观察整个活动，并在后期参与反馈与讨论。

（2）制作组低声讨论并确定己方主题，尽量不使观察组得知有效信息，继而在没有言语交流的情况下操作沙盘6~8分钟后完成作品。作品中的沙具数量应不低于20个，沙具类别、沙型无限制。观察组观察对方的活动，建议既进行"一对一"的分工观察，又进行整体观察。

（3）观察组分工扮演制作组成员，依据观察所得，使用与上一步制作组完全不同的沙具（此处细节是不允许使用相同或类似的沙具，带领者有权退回某些沙具，并拥有解释权。带领者同时需明确表达不准完全临摹原作品）再现制作组的作品内涵。再现的要义是达到主题、情感等软指标的接近或相同，作品构图等物理指标不可完全照搬，实质是追求神似、形不似。限时8分钟。

（4）观察组成员逐一介绍所观察的内容，以及再现的沙盘作品主题、情感等软特征。制作组介绍原作品实际的情感、主题等。双方对照相同点、差异点，并讨论有效进行间接观察的技能。

（5）角色互换，保证多角色体验。

（6）团体感悟讨论，例如交流如何全面观察他人内心、减少自我投射、提高人际共情能力等。

（7）带领者鼓励成员进行现场人际觉察和学习，引导成员将心理成长导入工作、生活，并反馈回团体活动中。

讨论与解析：涉及间接觉察他人、提高觉察准确度、矫正偏差、减少自我投射及接纳理解偏差的方法。

10. "火线驰援"团体沙盘游戏

意义：训练团队合作能力，提高逆境商和责任感。

导入：为他人负责的感受是什么样的？特别是因为他人付出而牺牲自己的幸福并产生一些负面情绪时，学习处理好为他人付出时的自我状态，既利于个人成长，又利于人际关系的发展。今天，"火线驰援"团体沙盘游戏将帮助我们学习上述技能。

准备：常规沙具一套，沙盘（或桌子）多张。

规则：

（1）每个小组 1~3 人，两个小组为一个大组，一个或两个大组共用一张沙盘。双方分坐于沙盘两侧，一侧为一个小组（共有一个大组时）或一个大组（共有两个大组时），相应地将沙盘均分为两部分或四部分（图 2-5-1 所示为两个大组的四分图）。

A₁ 小组 （1~3 人） 幸福主题沙盘	B₂ 小组 （1~3 人） 危机主题沙盘
A₂ 小组 （1~3 人） 危机主题沙盘	B₁ 小组 （1~3 人） 幸福主题沙盘

图 2-5-1 沙盘四分示意图

A 大组（2~6 人）均分为两个小组 A_1 与 A_2；B 大组（2~6 人）均分为两个小组 B_1 与 B_2。

（2）每个大组内一方完成己方幸福类主题沙盘，一方完成待解决的己方危机类主题沙盘。带领者说明："主题越清晰、具体，后期心理成长效果越明显。"且带领者有权要求主题过于抽象的小组进一步具体化。完成后逐一介绍本小组作品的主题和情节，危机组充分说明待解决的危机内容。操作环节限时 6~8 分钟，介绍环节限时 2 分钟/小组。

（3）带领者说明本步骤中每个大组在内部增援队友的同时，还需要关注并学习另一大组呈现的成长性内容（两个大组共用一张沙盘时有此学习

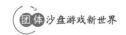

效果,单个大组进行活动时无此效果)。幸福主题组动用自己现有的沙盘作品资源驰援队友解决危机(如 A_1 小组援助 A_2 小组)。要点是幸福主题小组只能使用自己沙盘作品中的沙具资源,不能增添沙具,因此,既需要提前告知幸福主题小组在活动中会去增援他人,又必需要求其不能刻意储备一些沙具以在增援他人时维护自己的作品不受扰动。带领者应鼓励幸福主题小组勇于拆分自我资源而促进心理成长。本步骤中不可出现活动停歇、增援暂停的现象,援助和受援双方要不间断地交流和处置需增援之处,推荐带领者适度催化受援方多提危机或困难,并与增援方交流。本步骤用时不少于 20~25 分钟。

(4)双方互换角色(既可以每解决一个轮换问题轮换一次,也可以每5~6分钟轮换一次),保证充分的多角色体验。后期可以重新分组。

(5)双方感悟责任与担当,带领者可以设专题讨论非强制状态下他人担责时的心态、情绪,以及讨论相互合作的感受。

(6)带领者鼓励成员进行现场人际觉察和学习,引导成员将心理成长导入工作、生活,并反馈回团体活动中。

讨论与解析:涉及为他人担责,特别是如何处理因担责而扰动自我秩序或资源时的情绪、行为模式等,涉及如何面对团队、家庭和朋友的求援,如何协调利他行为和自我保护行为。本活动也可用于觉察和感悟幸福,使成员学习如何拥有幸福。

11. "整装前行"团体沙盘游戏

意义:整理对自我优缺点、人格特征的认知等,在包容和转化中促进成员全面看待自己和发挥自己的能力。

导入:人们观察自身的优缺点时总是容易偏颇,进而影响情绪、行动和人际关系。"整装前行"团体沙盘游戏帮助我们尽量减少自身局限,通过多角度的自我审视,打破自我限制,重新认知优缺点。

准备:常规沙具一套,沙盘(或桌子)多张。

规则:

(1)每小组 2~6 人,带领者同时带领的上限是两个小组。

（2）每小组选出一名成员介绍自己的优缺点各 2～3 个，其余成员组成操作组，与陈述者在不进行任何沟通的情况下共同完成一个表达陈述者优缺点的沙盘作品。作品是否分区、沙具及沙型的使用等无限制。陈述者不得指挥、干预沙盘操作。限时 6～8 分钟。

（3）操作组按己方理解和沙盘呈现，详尽介绍作品与陈述者优缺点的关联。带领者鼓励陈述者在此过程中充分尊重、接纳和内观操作组的作品及言语呈现，处理好潜在的情绪问题。陈述者与操作组交流优缺点经沙盘呈现、他人描述和双方互动之后自己有无新感悟、新变化。限时 10 分钟。

（4）轮换角色，保证充分多角色体验。

（5）团体初步讨论与交流，包含优缺点的变化，感悟自我表达与他人理解力、实际表达间的差异，如何训练包容性，等等。

（6）带领者引导成员将现场呈现的人格、情绪、认知和行为特征导入实际生活、工作，进行应用展望，并鼓励成员相互帮助。

（7）带领者鼓励成员进行现场人际觉察和学习，引导成员将心理成长导入工作、生活，并反馈回团体活动中。

讨论与解析：涉及突破自我局限和暗示后重新认识自我，信任团队对个人的影响力和尝试改变生活、工作。

12. "断臂维纳斯"团体沙盘游戏

意义：通过对破损沙具的合理使用，发现事物或人的能力发挥、美学的界定等是无限的，进而促使参与者更智慧地生活。

导入：生活中有完整美、残缺美和智慧之美，这也体现了普通人、聪明人和智者的区别。"断臂维纳斯"团体沙盘游戏不但帮助我们体验常见的完整美和稍加努力后达成的残缺美，更使我们在反复实践中练就智慧心灵，超越普通的幸福与缺憾，生活在人格智慧的新层次。

准备：沙具总数量不低于 30～50 个，破损沙具与完好沙具的比例为1∶1或1∶2。破损沙具不足时，可以其他无造型石块、木块或杂物替代。沙盘或桌子多张。

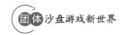

规则：

（1）每小组 2~8 人，单名带领者的带领上限是两个小组。

（2）第一轮活动中，成员在交流下构建一个共识性的，以"重建社会生活秩序"或"面对残缺现实"为主题的作品。使用到的沙具总数不低于 20~25 个，其中受损沙具至少占 40%~60%。带领者注意处理畏难情绪、创伤情结触动等潜在问题。限时 10 分钟。

（3）每位成员用时 1~2 分钟，逐一简单介绍上述步骤中的活动感受。

（4）第二轮活动是团体共同修缮一个带领者事先准备的残缺主题沙盘，或残缺沙具较多（相应沙具至少占 60%~80%）的沙盘作品（沙具总数不低于 20~25 个）。带领者不能干预修复手段，要反复鼓励小组团结协作修复沙盘，并重建沙盘作品的秩序。带领者注意处理畏难情绪、创伤情结触动等潜在问题。限时 10 分钟。

（5）每位成员用时 1~2 分钟，逐一简单介绍上述步骤中的活动感受。

（6）第三轮活动中，成员只使用预备沙具中的完整沙具构建一个共识性的沙盘作品，主题由小组自由确定，沙具总数不低于 20~25 个。限时 6~8 分钟完成操作。小组介绍沙盘作品及制作过程中产生的情绪等。

（7）团体讨论，重点是比对三轮活动中对破损沙具或残缺主题的心理反应、应对策略和认知收获。

（8）带领者鼓励成员进行现场人际觉察和学习，引导成员将心理成长导入工作、生活，并反馈回团体活动中。

本模式的变形是将参与者分为两组，每组 2~6 人，双方得到构成（含完整沙具和残缺沙具）相似的沙具各一套，每套总数为 20~40 个。第一轮操作中，各组在 8~10 分钟内自行完成作品，主题自拟，注意转化并使用残缺沙具。操作时各组间勿需相互参考，完成后拍照备用，再各自拆除本组作品。第二轮操作中，双方互换沙盘及沙具，8~10 分钟后独立完成作品并拍照。然后，带领者利用投影引导各组分享作品，体会使用同一套沙具，经过不同创意，产生不同作品过程中的奇妙之处。

讨论与解析：涉及对完整美、残缺美和智慧之美的理解，以及达成三者时对应的心理要求，讨论如何将心理成长应用到现实之中。

13. "理解他人"团体沙盘游戏

意义：觉察和理解他人，训练信任能力。

导入：我们足够理解身边的人吗？我们是如何理解身边的人的？"理解他人"团体沙盘游戏既给我们提出了挑战，又使我们在反复操练中体会觉察和理解他人的技能，使我们的生活更和谐。

准备：常规沙具一套，沙盘（或桌子）多张。

规则：

（1）每小组 3～6 人，单名带领者的带领上限是两个小组。

（2）按人数分区（3～6 人时）或多张沙盘平行操作（每人独立使用一张沙盘），每人自由选择6～8个沙具（不限制沙型的使用）表达近期或此刻的地心情，限时 6 分钟完成，无需进行介绍。

（3）在作品情绪实况未知的"单盲"条件下，每位成员随机选择自己作品之外的 2～3 个沙盘作品进行描述。既允许融入自我观察，又要努力结合自己对当事人的理解，独立地陈述该作品所表达的情绪。每个作品描述用时 1～2 分钟，确保不遗漏成员。带领者一方面引导成员进行非评判、非下结论和非攻击式介绍，一方面也要做好处理潜在情绪波动的准备。

（4）成员逐一介绍自己作品的实际情绪，无需考虑他人介绍，以减少暗示。每人 2 分钟。

（5）团体讨论"单盲"情形下情绪觉察的差异，感受和训练共情能力、心理投射处理技巧和团体默契度。

（6）带领者鼓励成员进行现场人际觉察和学习，引导成员将心理成长导入工作、生活，并反馈回团体活动中。

本模式可以从故事情绪拓宽至故事情节、人物设置、人物人格等诸多维度，带领者可以依据团体需求在现场确定活动内容。

讨论与解析：涉及觉察和理解他人，以及相应技能的训练、实践。

14. "寻找归属"团体沙盘游戏

意义：体验归属感和凝聚力，促进团体观念的建立和强化。

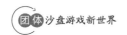

导入：人类的社会属性一直引导着我们建立群体，家庭、交友、工作团队等均是具体体现。"寻找归属"团体沙盘游戏帮助我们觉察个体与群体之间的异同点，进而呈现在建立群体时自我需要注意之处，最终的成长目标是在不失个性的同时善于融入群体。

准备：常规沙具一套，沙盘（或桌子）多张。

规则：

（1）小组成员5～10人，单名带领者的带领上限是两个小组。

（2）成员各自随机且独立地选择一个沙具，带领者提前说明"不允许有意参考他人的沙具，各自独立的选择有利于团体成长"。限时1分钟。

（3）沙具集中后，成员自行讨论并决定哪些沙具在类别、象征、用途或意义方面较为相近，选出最为相近的4～5个沙具（此处数量建议设置为总沙具数的1/2～2/3）。

（4）团体邀请未归至最为接近沙具群体的（即未进入归属划分的）沙具的选取者介绍心理感受。同时，另一部分成员介绍所选沙具进入群体后的感受。本步骤限时5～8分钟。

（5）团体内再次随机且独立地选取沙具，多轮次反复进行群体划分，直至激发出一定强度的情绪，或磨合至全队成员的沙具高度相似。

（6）成员感悟归属因素的具体内容，以及有无归属感时的感受，还可以涉及对未来选取沙具的规划，如何通过主动努力而增强归属感（如遵从自我意愿或兼顾外界取向）。

（7）带领者鼓励成员进行现场人际觉察和学习，引导成员将心理成长导入工作、生活，并反馈回团体活动中。

讨论与解析：涉及如何感受是否有归属感，如何取舍自我标准和大众特点，如何调节个人情绪及如何创建人际群体。

15. "焦点会商"团体沙盘游戏

意义：利用团队力量明确自己关注的焦点，更加开放地看待问题，从而有利于问题的处理和增进团队信任。

导入：如何突破个人思路局限？如何打破纠结、拓宽视野？"焦点会商"团体沙盘游戏让我们看到自己的困惑在他人那里不一样的应对思路。让我们勇于表达自己的纠结，倾听各式各样的反馈，在启迪自我中迎来新的方案。

准备： 常规沙具一套，沙盘（或桌子）多张。

规则：

（1）小组成员3~8人，设单名带领者。

（2）成员每人自由选择2~4个最接近自己的沙具用于自我介绍，初步呈现自己的人格、兴趣、认知、情感模式等，为"提升焦点会商"的有效性做准备。每人用时不低于两分钟。

（3）团体内选出1~2位成员平行完成自拟沙盘，沙具、沙型无限制，主题是呈现心目中的生活、工作、思想焦点，限时6~8分钟。

（4）团体内派出与摆放者一致人数的观察成员，每人负责观察一名摆放者，记录其自第三步之后的言语、非言语呈现。

（5）每位摆放者用两分钟逐一、独立地介绍自己的作品。

（6）其余成员对摆放者关注焦点的个性化元素、现实意义、心理价值、实现策略等进行分析。带领者重点引导各方分析该焦点对该成员的正面与负面意义，或是分析现实价值，同时要鼓励呈现者本人既坚持自己的观点，又真诚、开放性地倾听他人的表达。

（7）观察员逐一、独立地反馈观察内容，每人限3~5分钟。本步骤是重点环节，带领者和全体成员既鼓励观察员尽量多地、独立地反馈各类现场信息，同时又要注意禁忌使用评判性内容，禁忌表达过于主观、随意的推测性内容。本环节中其他成员仅倾听，不可打断观察员的反馈。

（8）各角色轮换，保证每位成员均体验三方角色。

（9）团体内讨论，如自我焦点经呈现后的变化或感悟，成员间交流互动的启发，等等。讨论中要充分利用观察员反馈的内容。

（10）带领者鼓励成员进行现场人际觉察和学习，引导成员将心理成长导入工作、生活，并反馈回团体活动中。

第五步可将焦点讨论再行细化，例如具体交流影响关注点的家庭、教育、经济、文化、感情、个人情结及现场因素等，并将实现策略、应对策

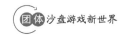

略等进一步扩充。

本模式亦可涉及家庭、婚恋、梦想、价值观等非隐私领域。

讨论与解析：涉及明确关注死角、倾听外界反馈、尝试融合内外观点、开拓新思路、反馈新问题等个体与团体互动内容。

16. "招才纳贤"团体沙盘游戏

意义：利用团队力量更加开放地分析问题，启迪处理方法，有利于问题处理和团队建设。

导入：如何使用团队力量应对困惑？"招才纳贤"团体沙盘游戏在互动中既可开拓个人思维，又可提供团队集体建议，在多方参照中寻求既适合自己又兼顾社会资源的应对策略。

准备：常规沙具一套，沙盘（或桌子）多张。

规则：

（1）每小组3~6人，单名带领者带领上限是两个小组。

（2）选出1~2位成员，各自使用单张沙盘或共同使用二均分区沙盘摆放作品，呈现内心困惑或有待解决的问题。沙具及沙型的使用无要求。本步骤限时5~6分钟。

（3）各成员逐一介绍沙盘作品，明确作品主题、事件情节、缘由背景、发展经历及当前困惑等。其他成员可以提问，在交流中澄清某些细节。每人的介绍及交流总限时5分钟。

（4）全体成员以不署名方式参与本步骤，参与方式是积极提供问题解决的方法与思路，不署名地将自认为有意义的内容（此处注意点：①不能随意评价他人；②积极参与）写在纸上交由带领者暂存。本步骤中可继续向问题呈现者询问某些细节。带领者鼓励并确保全体成员参与（包含问题呈现者本人）。本步骤限时6~8分钟。

（5）呈现问题的成员公开读出带领者收集的材料，并使用沙盘进行推演。鼓励当事人现场选择一个自认为最适宜的方案和一个团体认为最适宜的方案（既可以是同一个方案，也可以是不同的方案），用以在团体活动结束后尝试执行。所有进行推演的备选方法的提供者是否参与沙盘推演，由提供者本人决定。每个问题的方案公布、沙盘推演和结果选择过程各限时 5～6 分钟。

（6）团体成员轮流、反复参与，每人均有多次机会体验多种角色。

（7）团体讨论，感受思维启发、理解他人、团队合作等。

（8）带领者鼓励成员进行现场人际觉察和学习，引导成员将心理成长导入工作、生活，并反馈回团体活动中。

讨论与解析：主要涉及如何积极使用集体力量应对问题，以及对个人观点和集体观点融合能力的训练。

17. "达成主题"团体沙盘游戏

意义：开拓思维，挑战定势，训练自信。

导入：你认为自己的思维灵活吗？你信任自己的创造能力吗？"达成主题"团体沙盘游戏在变化多样的主题任务中，使我们看到自己崭新的一面，使自己逐渐拥有不可思议的毅力和创造性。

准备：常规沙具一套，沙盘（或桌子）多张。

规则：

（1）每小组 3～6 人，单名带领者的带领上限是两个小组。

（2）每位成员自由选择 4～6 件符合自己心理倾向的沙具，并向小组介绍。限时 3 分钟。

（3）带领者不需要考虑前一步骤中的现场情况，事先拟定或现场随机确定活动主题并公布，建议该主题具体且限制性要求较多，例如"周六下午办公室的加班故事"。

（4）每人参照自选沙具和统一主题完成故事描述，或讲述如何使用现有沙具完成主题，可配合简单沙型。带领者鼓励每位成员均要努力完成公布的主题，同时各成员相互监督主题的完成情况，期间提倡与其他成员通过谈判的方式平等交换 2～3 个沙具（交换时各方输出、输入的沙具数量相等），以形成多向互动。每人限时两分钟用于故事描述。

（5）多轮次自选沙具、公布主题，主题可由带领者指定或由团体成员提出，注意强化活动体验。

（6）团体内讨论个人倾向（特征）与外界（或团体）主题有差异时个人如何进行主观努力，以及如何打破定势、借助团体资源、感悟团体协作等。

（7）带领者鼓励成员进行现场人际觉察和学习，引导成员将心理成长导入工作、生活，并反馈回团体活动中。

讨论与解析：涉及觉察自我努力，认可自己的创造性，尝试将自信心的训练效果导入工作生活。

18. "百变沙具"团体沙盘游戏

意义：训练应变能力和开拓思维的能力，学习他人相应的能力，以及锻炼团队合作能力。

导入：人们希望自己能够善于发挥身边资源的多样化用途，希望拥有灵活、智慧的思维来应对充满挑战和不确定性的生活。"百变沙具"团体沙盘游戏帮助我们认识沙具的多面性，认可自己创造力的丰富性，并信任团队力量的无限性。

准备：常规沙具一套，沙盘（或桌子）多张。

规则：

（1）每小组5~8人，单名带领者可带领2~4个小组。

（2）每人自由选取2~3个沙具，也可以先选择、再随机交换，然后进行后续活动以增加感悟。限时3分钟。

（3）沙具不需进行介绍，各小组直接按照带领者随机抽取的统一主题，使用所选沙具完成作品，然后分别介绍故事情节和沙具角色的应用。各小组创作和描述共限时8分钟。

（4）团体按各组用时长短、沙具使用是否适宜、主题贴合程度和个性化情节的创造性等评比综合优胜者，导入竞赛机制，激发团体氛围和动力。

（5）更换不同主题再次进行活动，多轮次体验，增强感受。

（6）团体内讨论，交流开拓思维的技巧、团体合作的方式等。

（7）带领者鼓励成员进行现场人际觉察和学习，引导成员将心理成长导入工作、生活，并反馈回团体活动中。

讨论与解析： 涉及认知模式开拓，觉察创造性和多样性。

19. "神秘盒子"团体沙盘游戏

意义： 本团体活动的特点是趣味性、参与性较高，可应用于训练（非言语）沟通能力、团队凝聚力，有助于成员提高非言语沟通技能，学会理解和接纳他人，积极面对沟通中出现的不完美结果。

导入： 我们能读懂他人的肢体语言吗？我们善于使用肢体、表情进行表达吗？"神秘盒子"团体沙盘游戏为我们提供了有趣、高参与度的活动的同时，还可帮助我们学习如何在无声无息中交流。

准备： 常规沙具一套，沙盘（或桌子）多张。纸盒若干，数量与参与人数一致。内容不同、沙具数量相同的团体任务说明 4～5 种（多轮次活动时需要更多），一部分在现场活动时使用。另留出两种说明备用（见后文中关于违规处理的部分）。每种说明均为一式多份，份数与任务说明中描述的沙具数量一致。因活动中向每位成员分发的盒子中只有一个沙具，故说明的总份数与总参与人数应一致。任务说明中所涉及的沙具必需来自于团体活动现场。推荐每份任务说明包含 8～12 个沙具，此数量与活动难度、趣味性呈倒"U"形关系。

示例： 某个由 20 位成员组成的团体中，A 款任务说明书（下标着重号的代表相应沙具，同时建议任务说明的主题较离奇或脱离常规逻辑，后同）为"小明带宠物小狗开车，被警察发现后，要求小明带小狗去宠物医院，找护士打防疫针时遇到了送外卖包裹的邻居小花，小花转交给小明一把钥匙"，B 款为"一名武士乘坐直升飞机到达一座城堡，和一头恐龙联合打败了虎王，救出了公主和她的通灵宠物猫头鹰，并在公主和猫头鹰的帮助下穿越到唐僧和老鼠大师面前，读到了一本武功秘籍"。A 款和 B 款任务说明各准备 10 份（因总参与者为 20 人），随机发给全体成员。另外备用两份各含有 10 个沙具的 C 款、D 款任务说明及相应沙具。

规则：

（1）多人参与（8～20 人，上限可有适度弹性），人数与全部任务说明（不含备用任务说明）中所需全部沙具一致。成员无需提前分组。带领者需要确保在开始团体成长性讨论之前，所有成员不能进行言语或文字交流，不能查看对方的沙具。

（2）每人发放一个小盒子，内盛一个沙具（此沙具是按说明中任务构成随机拆分并单独装入盒子的），以及一份相应的、含有该沙具的任务说明。成员按照自己的沙具，对照任务说明得知需要完成的任务。每位成员拿到盒子后，并迅速记下自己的任务后将盒子密封，成员之间相互查看沙具。带领者确保此环节信息保密和现场静默。

（3）查看沙具并盖上盒子后继续进行团体活动，成员全程不允许有任何言语交流，或公开沙具。成员仅能通过非言语手段，如表情交流、肢体比划等与身边人沟通，从而说明自己的沙具、任务要求或需要的伙伴等，寻找并组建成执行同一任务的合作团队。出现违规者时（如说出自己的沙具等），带领者应取消本小组所有任务，且全组成员（由带领者按随机领到的任务说明界定）接受惩罚。因此，带领者需要另行准备至少两种沙具数量相同、任务主题不同的任务说明备用，确保在惩罚后不导致团体活动提前结束。

（4）现场可能会先出现"一对一"的简单组合，两位成员要尽快一起寻找其他相同任务的成员，直至最终完成任务并摆进沙盘。

（5）为确保公平，各种任务说明中的沙具数量需一致，从而保证后期能够以完成任务的时间长短来评选优胜者。

（6）团体讨论非言语表达与交流策略、沟通误区处理、如何耐心应对等，出现惩罚时讨论被牵连而受惩罚、他人违规而导致整体任务失败、自己失误而使他人受罚的感受，以及遵守规则的意义。

（7）本模式可多轮次（多任务说明）进行，团体内共同探索成长经验。

（8）带领者鼓励成员进行现场人际觉察和学习，引导成员将心理成长导入工作、生活，并反馈回团体活动中。

本模式变形之一：在各个任务说明中出现重复的沙具，数个成员的盒子内所装沙具外形一致，但它们的具体任务却是不同的。例如带领者安排

3 种任务说明中均出现石头沙具，在一种任务中是建桥的原材料，另一种任务中是原始部族的崇拜圣物，第三种任务中是砸下天上星星的工具，领到 3 个盒子的 3 位成员（出现在不同小组内）需要付出更多努力才能完成任务，故本变形难度将增加。

　　本模式变形之二：简化为一个小组进行，将一些不同任务说明（做干扰项使用）也放进盒子。少部分成员只拿到一个沙具和对应任务，大部分成员得到的盒子内含有 2 ~ 3 个沙具和对应的不同的任务说明，但只有一个沙具和对应任务与其他少部分成员属于同一任务。成员首先需要通过非言语表达来确认成员间共同的、唯一的活动任务，接着寻求有共同任务的其他成员，限制沟通等活动要求同前。建议干扰用的盒子约占总数的 1/3。

　　在单小组进行时，难度加强版是每位成员配一名执行员。在保密的前提下，成员得到沙具和任务信息后，以非言语手段将信息传递给自己的执行员。原成员至此不能再干预、介入执行员的后期团体活动（直至结束前的团体讨论阶段，再积极地将自己对执行员角色的全部观察、感受反馈回团体）。全体执行员进行非言语沟通和任务达成，此处如果先允许全体执行员语言表达 1 ~ 2 分钟（指团体共同表达时间，不建议每位执行员在分配时间内轮流表达），再改为非言语表达，直至活动结束，则可适度降低难度。而增加难度的模式是每位成员向自己的执行员进行非言语信息传递时是单向的，只允许成员向执行员表达，不允许执行员求证、反馈等。

　　本模式变形之三：在每个盒子内含有一个沙具和一份任务说明的基础上，增加一个干扰用沙具（干扰沙具与正式沙具不相同；正式任务说明中含有此干扰沙具；此干扰沙具在其他成员处是正式沙具，反之，其他成员的干扰沙具可能是此成员的正式沙具），或一份干扰用任务说明（干扰任务书中也含有该沙具）。得到含干扰项盒子的成员不超过全体成员的 1/3。

　　本模式变形之四：某 1 ~ 2 个盒子内没有沙具，只有一份任务说明，这些成员在与其他成员确认任务、取得联系后需要到沙具架上寻找自己的任务沙具。

　　讨论与解析：涉及（非言语）沟通技能训练，提升团队凝聚力，理解和接纳他人，积极面对沟通失败或歧义等结果，以及在出现惩罚违规时讨

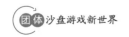

论责任感、集体荣誉感等。

20. "优点展示"团体沙盘游戏

意义：学会赞美自己和他人。

导入：由衷地赞美自己和他人有利于增进自我认可，也有利于人际交往。"优点展示"团体沙盘游戏帮助我们提升觉察、表达和接纳优点的能力，真诚参与到活动中，可以帮助我们减少外界评价和文化对自己的影响，看到新的自己和新的他人。

准备：常规沙具一套，沙盘（或桌子）多张。

规则：

（1）每小组 3～6 人，单名带领者的带领上限是两个小组。

（2）每位成员独立使用一张沙盘，多沙盘平行进行，也可将单张沙盘平均分为 3～6 个小区（每位成员一个分区）平行进行。在后期进行优点展示时沙具的使用不受限制。

（3）每位成员在自己的区域内展示除自己外团队全部其他成员（也可为部分成员，如果选择部分成员时，则不能低于 2/3 的成员，且带领者应确保不出现无人评价的成员）的优点，注意清晰区分各代表优点的沙具与各成员的对应关系。展示优点时，既可以使用数个沙具代表自己观察到的对方的优点，也可以通过设置简单作品、介绍情节来呈现他人的优点。每位成员对应的优点数量不低于一个。呈现的优点侧重于当事者的后天努力的部分，但不必绝对避开先天优点。本步骤也可以变形为同时呈现自己和他人的优点，其他内容无变化。限时 10 分钟。

（4）团体成员逐一介绍呈现的优点，过程中以倾听、尊重为原则，成员间无需谦虚、否认、拒绝或质疑（包含质疑自己和他人）。介绍者在呈现过程中需要尽量详尽地陈述优点及相应缘由等，从而保证有效互动。每人限时 5 分钟（此处限时不宜过短）。

（5）自由交流阶段，成员可具体陈述优点及对应的个人、澄清疑惑、修订或再次呈现新优点等，本步骤限时 10～15 分钟（此处限时宜长不宜短）。

（6）团体讨论优点呈现与生活化的应用，每人限时 3 分钟（此处限时不宜过短）。既可以自己探索尝试，也可以邀请他人帮助。

（7）团体内讨论活动感受，例如自己与他人对优点觉察的差异，对自己优点的认可，认可优点时的影响因素，团体多角度呈现的优势，等等。

（8）带领者鼓励成员进行现场人际觉察和学习，引导成员将心理成长导入工作、生活，并反馈回团体活动中。

本模式的变形是引入第三方呈现，即带领者、助理员或观察组成员独立参与呈现。另行安排的一张（或多张，数量取决于第三方的人数）沙盘内由第三方独立且与小组活动同步地呈现小组内成员的优点，同步进行的意义在于减少相互暗示，增强信服力。

本主题的另一种变形是启用新流程的优点呈现，具体如下：

（1）每小组 3 ~ 6 人，单名带领者的带领上限是两个小组。

（2）每组共用一张沙盘（或桌子），给每位成员划分一定区域，每位成员再将自己的区域区分并明确标示为自我呈现区（自评区）和他人呈现区（他评区）。

（3）全体成员自由选择沙具，以沙具特征（以自我观察为准）代表自己或他人的优点，然后将诸沙具放置在对应区域中。最终，以每位成员的自评区和他评区内的沙具均不低于小组人数，且不超过小组人数的两倍为宜。如五号成员在自我呈现区放置 4 件沙具代表自己的 5 个优点，在其他 5 位成员的他人呈现区分别放置 1 ~ 2 个沙具，逐一代表五号成员认为的对方的 1 ~ 2 个优点。限时 10 分钟。

（4）成员逐一呈现优点。自评区内容由本人负责进行，他评区内容由提供沙具的其他成员负责介绍。限时 10 ~ 15 分钟。

后续内容同前。如果活动中增加第三方参与，既可以与前模式中第三方规则一致（即单盘另行独立呈现），也可以由第三方人员直接将沙具放入各呈现区内。

说明：本主题活动在团体活动中可多次进行，且建议团体活动结束后 8 ~ 12 周内再次进行，此时属于成长性活动。

讨论与解析：涉及赞美自己和他人的技能，诸如觉察、表达、接纳、

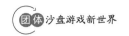

应用及反馈等。

21. "我为你担责"团体沙盘游戏

意义：训练团队合作精神和担责意识，懂得团队合作的核心是互惠互利。加以延伸后可用于家庭等同样需要职责担当的场合。

导入："我们是一家人"是许多团队的梦想，但当遇到困难时却并非都能真正做到相扶相助。"我为你担责"团体沙盘游戏让我们在角色轮换中体验有福同享、有难同当，让我们感受并学会坚定地维护团体凝聚力，坚持团队利益至上。

准备：常规沙具一套，沙盘（或桌子）多张。

规则：

（1）单名带领者最多带领一个小组。每小组最低为 4 个人，再分为两个小分组，小分组成员并肩坐在沙盘的某一侧（图 2－5－2）。每小组人数为 5～10 人时，各方比赛者维持为一人不变，各方摆放者可增加人数（建议不超过 4 人）。每组内摆作品方在自己的分区内摆出沙盘作品，比赛者则负责与另一小组成员以"压指头""剪刀、石头布"等形式比赛输赢。活动程序熟练后比赛方式需升级，增加比赛者的主观能动性（前期游戏的结果存在随机性，不利于团体心理触动），改为成语接龙（如应用于家庭活动时）、诗词背诵（如应用于学校社团活动时）、业务条例知识竞赛（如应用于 EAP 团训时）等。

A 组摆放作品者 （可设置为 1～4 人）	A 组比赛者 （与 B 组比赛者比赛， 只设 1 人）
B 组摆放作品者 （可设置为 1～4 人）	B 组比赛者 （与 A 组比赛者比赛， 只设 1 人）

图 2－5－2　小分组就座及分工示意图

（2）首先由摆沙盘者摆出一个己方向往的沙盘场景，主题自定（单人时）或讨论决定（多人时）。建议双方互相介绍主题，以便知晓对方的核心沙具构成，从而在后续拆除沙具时更易触动责任感。沙具与沙型总数量约为 18～20 个，双方沙具与沙型数量允许相差 1～2 个。如果是多人参与摆放，则提倡各成员贡献数量相当的沙具，且鼓励所有成员尽量选用自己喜欢的沙具，保证每位成员沙具的数量、心理价值等权重相当。本步骤限时 6～8 分钟。小组内确认现场不存在可有可无的沙具与沙型，同时向每位摆放者确认"我认为自己所提供的沙具与沙型都承担着重要角色"，以此强化成员的参与感，为下一步骤催化心理触动打好基础。

（3）开始在小分组的比赛者之间竞赛，每一轮输者的搭档（仅一名摆放者时）或小分组成员（多名摆放者时）去除己方作品的一个沙具或消除一处沙型。也可以增强难度——由另一小分组成员撤去己方一个沙具或消除一处沙型，此时不需要征得作品摆放方的同意。活动强度增加后，带领者维护好团体活动的氛围，避免攻击等言行，确保各成员既有团体触动，又不遭受难以承受的心理冲击。每轮的"一赛一消"中，去除的沙具必需回归沙具架，不能留在成员手中。作品逐步被改变，且最终结束时作品不能进行任何调整（若带领者属于温和风格，则可允许成员最终重整作品）。活动进行到撤下原有沙具数量（含沙型）的 1/3～1/2 时停止，具体占比由带领者依据现场氛围、成员心理冲击程度、活动时间等因素慎重决定，遵循心理成长与心理张力之间的倒"U"形关系规律。原则上本步骤不超过 15 分钟。

当团体承载力较强，或需要再次强化摆放方的担责感受时，可以对每次竞赛中作品最先被拆除到界限比例时的摆放方进行适度惩罚（例如罚做若干仰卧起坐等）。此时，该组的比赛者虽然是导致受惩罚的原因所在，但不能被纳入惩罚对象，从而达到强化效果。带领者对强化的运用与否需紧密结合现场氛围、团体现状等谨慎决定。

（4）小组内轮换比赛者和摆放作品者，促进多角色间感受。前述所有步骤的总操作时间不超过 40 分钟。

（5）团体活动结束后，成员讨论感受，尤其是讨论为他人担责的感受

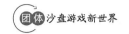

及激发出的责任感。同时，带领者注意处理潜在情结外显或强烈的个人情绪，保护团体安全。

（6）带领者鼓励成员进行现场人际觉察和学习，引导成员将心理成长导入工作、生活，并反馈回团体活动中。

讨论与解析：涉及为团队和他人担责的内心感悟，强化对团队互利、凝聚力的感知，讨论如何将收获导入工作、生活。

22. "说、选、摆、修"团体沙盘游戏

意义：训练沟通技能，提高对沟通误差的接纳度，兼带训练共情能力，以及通过体验沟通障碍而珍惜沟通机会。

导入：生活中，有人会想当然地要求他人理解自己，而事实上，他却并没有告诉他人有效信息。"说、选、摆、修"团体沙盘游戏通过4类角色设置及游戏规则的硬性限制，让参与者感受到在信息不全、沟通不畅时是如何造成理解偏离的，从而使我们最终学会珍惜沟通机会并善于完整沟通。

准备：常规沙具一套，沙盘（或桌子）多张。

规则：

（1）单名带领者的带领上限是3~4个小组。每个小组最少4个人，分别抽出"说""选""摆""修"各一签。小组人数为5~7人时，抽出"说"签一个，"选""摆""修"签各1~2个。人数超过7个时另行分组。

（2）只有说签有讲话权。说者将心目中的沙盘作品（含有15~16个沙具，可以不含沙型）构图低声告诉选者。本步骤需注意：①最多可讲述两次；②听者即选者只可默记，不可使用书写、录音等形式；③先进行主题意图介绍，然后具体到沙盘四分区介绍（如左上、右下有什么）；④说者也可自由决定如何介绍；⑤选者只能听，不可询问说者；⑥说者完成描述后不可再更改作品主题、构图、细节等，带领者鼓励其"坚持原作品有利于增强团体成长收获"；⑦说者不得干预、指挥后期"选""摆""修"三者的任何操作。本步骤限时5分钟。

（3）说者讲完后，或限时结束后，选者将所需沙具一次性选齐并交给

沙盘旁的摆者。选者可按自己理解的分区（指沙盘左上、左下、右上、右下 4 个较大分区）构成，大致地将一些沙具堆放在相应区域。本步骤需注意：①只可按大分区堆放，不可按准确位置逐一放置；②不可与摆者交流；③不可指挥摆者具体操作；④不可通过点头、摇头等形式反馈作品摆放效果。限时 5 分钟。

（4）摆者尝试呈现说者意图，可参考的现场资料包括对说者本人的了解、说者向选者描述过程中的表情等非言语信息、沙具类型、沙具间可能的组合、沙具大致所在区域等。摆者不允许与任何人有任何交流。限时 5 分钟。

（5）摆放结束后，由修者按自己推理（参考资料大致同于上一步）的说者的内心意图自由调整作品，如移动、撤下、增加某些沙具，具体数量与种类无限制。修者不允许与任何人有任何交流。限时 3 分钟。

（6）完成后首先按选、摆、修顺序介绍自己的理解、执行情况，然后说者介绍本人的原意，此时带领者需要再次鼓励说者"坚持原作品意图及细节有利于增强团体成长收获"。总限时 10 分钟。

（7）多次抽签轮换角色，从而充分体验沟通障碍与沟通技巧。

（8）团体内讨论心得，诸如对他人内心的最佳理解方式是什么，为什么推测他人的准确度较差，如何提高沟通的技巧，等等。

（9）带领者鼓励成员进行现场人际觉察和学习，引导成员将心理成长导入工作、生活，并反馈回团体活动中。

讨论与解析：涉及珍惜有效沟通机会及沟通技能的训练，以及如何接纳沟通误差和如何理解他人的困境。

23. "传话下去"团体沙盘游戏

意义：通过感受信息经长距离、单向传递后的扭曲，而懂得直接、互动沟通的重要性，同时学会辨识谣言。

导入：我们有过一句话经过多人传递后变得面目全非的经历吗？体验过添油加醋地以讹传讹的后果吗？"在传话下去"团体沙盘游戏中，我们可以亲身体会如何扭曲一个意图，以及如何保持一句话的原词句、原理念，最终珍惜并逐步学会精准沟通。

准备：常规沙具一套或多套，沙盘（或桌子）多张。

规则：

（1）每小组6~10人。人数更充裕时可每小组配一名小组助理，小组助理负责阻止小组内的多向沟通（只允许从沙盘旁的操作成员向沙具架旁的选取成员单方向地传递信息），以及暂时代为存放本组所选沙具。每小组使用一个独立沙盘，或两个小组共用一张沙盘（此时分别使用平均二分区的一个分区）。每小组使用一套沙具，或2~3个小组共用一套沙具。各小组以沙具架和选取者为中心呈放射状分布，沙盘及操作成员位于最外缘（图2-5-3）。单名带领者的带领上限是2~3个小组，每组配备助理员时可放宽到4~6个小组。

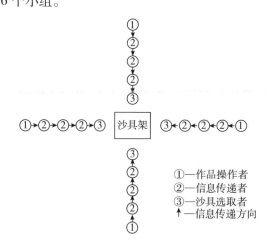

图2-5-3　各小组站位及分工示意图

（2）沙盘至沙具架之间的成员排为一排，成员间距半米。沙盘旁的一名成员为作品操作者（负责构思预期的作品，若设置两名操作者，难度将加大），中间的若干成员为信息传递者（负责将作品操作者关于预期作品的信息逐人传递至沙具选取者。建议传递者为4~6人），沙具架旁一名成员为沙具选取者（负责依据传递来关于信息选出对应沙具。若设置2~3名选取者，则难度将加大）。后续活动中，作品操作者将自己需要的沙具信息低声告诉最近的一位信息传递者，然后单方向、逐人地传向选取者，任何一名成员不可反方向地向上一位成员核对、询问沙具信息。传递过程中，声音仅限最近一名成员能够听到，有意放大声音者将被开除，同时该小组接受惩罚或扣除积分。各组助理员协助带领者维持秩序，或各组交换助理员从而确保更加严格、公平。

（3）带领者确认成员理解上述基本要求后，继续开展活动。先请作品操作者临时构思一个由约 15 个沙具构成的作品，所涉及沙具不要超出现场沙具范围。预期作品中可以含有沙型，但无需将沙型信息外传。以文字、草图形式记录构思内容，交由带领者保存以作后期对照，期间不可泄漏任何信息。带领者需确认各小组预期沙具数量一致，但各小组间并不知晓其他小组的沙具数量。限时 6 分钟完成。

（4）所有小组同步进行本步骤活动。操作者将自己所需沙具的信息告诉最近一位信息传递者，内容可以具体到沙具架上位置、颜色、外观尺寸、沙具名称及与其他沙具的区别等。原则上只要会泄漏信息，具体内容无需干预。某些带领者可加大传递难度，如要求每次传递中包含 2~4 个沙具的信息，甚至更多。不建议要求一次性将所有沙具信息告诉信息传递者。限时 10~12 分钟完成。

（5）沙具架旁的选择者依据逐人传来的操作者需求信息选取沙具，交由助理暂存，待传递信息完毕且选择沙具完毕后一并交给操作者。如果各小组间出现相同沙具，即同一沙具已被其他组拿走，操作者需及时修改预期，将沙具的临时变化信息传递给选择者。全体小组预期中的沙具数量是一致的，但最终选择数量是否一致则无需干预，持有存在差异将有利于团体收获。

（6）操作者拿到全部沙具后，不可再增减沙具，使用现有沙具呈现原作品，沙型数量无限制。限时 5 分钟。

（7）各组对照由带领者保存的构图草样，觉察与原图的差异，分析误差原因，初步探讨接近原图的技巧。限时 5 分钟。

（8）作品操作者、信息传递者和沙具选取者轮换角色，体验不同角色的心理感悟，总操作时间不超过 50 分钟。

（9）团体内讨论心得，如对传言的态度，珍惜反馈和多向沟通的机

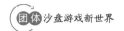

会，如何善于团体合作，等等。

（10）带领者鼓励成员进行现场人际觉察和学习，引导成员将心理成长导入工作、生活，并反馈回团体活动中。

说明：活动中，带领者以吻合沙具的数量、使用时间、作品吻合度及犯规次数等作为积分项目，评出优胜组，通过导入竞赛机制而增强活动效果。

本模式的变形中，每小组以 4~6 人为宜，先经带领者或助理摆成一个由 15 个沙具、2~3 处沙型构成的作品，完成后应保密，直至全体成员完全落座后才可公开给最内圈成员。带领者指导全体成员进入沙盘游戏室，首先各组派出一名成员面向、环绕沙盘而坐，各组其他成员背朝第一名成员依次落座，每位成员间距一臂远。带领者或团体助理确认最终的现场为——中心是未公开的沙盘游戏作品；各组独立成列，各列环绕沙盘呈放射状；近沙盘的最内圈成员面向沙盘，其余成员均背向沙盘，且不可扭头查看沙盘作品的构成。经以上确认后，带领者宣布"只可单方向地由中心沙盘向外缘成员传递沙盘游戏作品的构成信息"，然后公开沙盘游戏作品。

作品公布后，限时 6~8 分钟，由内向外传递信息，目的是让最外缘成员明晰沙盘作品的具体构成。单向传递过程中的要求与原模式相同。因为各组传递的信息来自同一信息源，所以各组末端传递结果（带领者要求最外缘的成员写或画出作品构图，越是具体的勾画描述越能激发心理成长）具有可比性（除去作品的上、下、左、右、方向定位）。

限时结束后，先进行小组内简单交流，再更换新的描述作品（注意公布作品的时机）、轮换座位与角色，使成员在多轮次活动中充分体验。最终进行全体讨论，鼓励成员将成长性内容导入生活、工作中。

讨论与解析：涉及学会珍惜多向沟通，善于团体合作，等等。

24. "时间管理"团体沙盘游戏

意义：导入时间管理理论的"四象限法则"，帮助人们学会管理时间、提高效率，适用于家庭、学校、EAP 等。

导入：如何更有效地规划时间？如何提高孩子的学习、行动效率？

"时间管理"团体沙盘游戏帮助我们学习时间管理，学会高效率的管理工作和生活。

准备：常规沙具一套或多套，沙盘（或桌子）多张。

规则：

（1）每组2~6人，每位成员独立使用单张沙盘，设施配备一致化。

（2）按时间管理理论的"四象限法则"将沙盘划分为4个象限。

（3）多人平行、独立地呈现4个任务场景（图2-5-4），限时15分钟，每个象限场景内所用的沙具种类、数量及沙型由操作者决定。

重要、 不紧急	重要、 紧急
不重要、 不紧急	紧急、 不重要

图2-5-4　4个象限中所需摆放的任务场景

（4）按5分钟/人，成员逐一介绍自己4个象限的沙盘作品内容。介绍期间其他成员认真倾听，无需交流、讨论。

（5）团体进入讨论环节，注意觉察每位成员事项设置的个性化差异，并感知自己的时间管理模式、其他成员的特征等。

（6）深入处理时，可选择1~2位成员做以下示范（也可以在成员学习并熟练后全员进行，这需要在后期团体活动中逐步推进）：进一步在4个象限内依次以动物类、执行任务的人物类、导师类、任务目标类4个沙具（不使用成套的沙具）象征所在象限处自己的任务，呈现阴影原型、人格面具原型、智慧老人原型等对任务的影响。变换象限时，以上4个沙具自由调换。团体内进行讨论，鼓励成员将团体收获导入生活。

（7）本模式初期开展时，建议单次团体活动的设计内容应简单化，待成员对活动程序熟悉后，中后阶段的活动设置逐步丰富化，带领者引导团体成员关注模式应用前后期的变化。

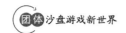

（8）在多人单盘独立运用足够熟练后，带领者可将每位成员独立使用单盘的模式改变为一个小组共同使用一张沙盘的模式，如 EAP 应用中人事部、财务部、营销部、客服部等各自独立使用单盘，届时每个象限呈现的内容变化为团队任务的时间管理。活动现场带领难度增加，但只要进行规范化运作，则活动收获也会相应增加。

（9）带领者鼓励成员进行现场人际觉察和学习，引导成员将心理成长导入工作、生活，并反馈回团体活动中。

讨论与解析：涉及时间管理的个性化模式和共有模式，如何学习他人的时间管理模式，等等。

"时间管理"团体沙盘游戏模式记录表如附录 5 所示。

25. "目标管理 SMART"团体沙盘游戏

意义：帮助成员认清自己的理想与现实，制定目标并努力达成，最终通过团体训练和导入生活而促成人格成熟。

导入：如何更高效地达成目标、提高行动效率？依据目标管理学 Peter Drucker 的理论，将"SMART 原则"拆分为"S""M""A""R""T"5 个部分后导入沙盘，在多名成员中平行呈现，进而引发团体讨论和生活导入，帮助我们管理和监控目标，高效率地工作和生活。

准备：常规沙具一套或多套，沙盘（或桌子）多张。

规则：

（1）每组 2~6 人，单人单盘式地多成员平行进行。

（2）依据目标管理学 Peter Drucker 的理论，单盘内自行划分为 5 个子区域对应于"SMART 原则"拆分开的"S""M""A""R""T"5 个部分。

（3）每位成员提出自己需要解决的问题，或是同质性团体共同面临的一个问题，依据"S"对应的具体化（目标考量中的特指目标），"M"对应的可衡量性（目标的数量化或行为化），"A"对应的可实现性（目标在付出努力的情况下可实现，避免设立过高或过低的目标），"R"对应的相关性（目标与其他目标的相关联处），"T"对应的时限性（目标达成期限)，分别进行沙盘呈现。如"缓解夫妻关系"主题下，分解为"S"区——我和丈夫吵架次数较之前减少；"M"区——吵架不会突然从生活中消失，预计约2次/月；"A"区——其余的冲突发生时坐下来和他沟通，既不是完全顺从他的意图（完全顺从意味着目标过高），也不是逼他服从（类似于原情境，容易实现，但无成长意义）；"R"区——通过减少吵架等剧烈冲突而缓解家庭氛围，有利于夫妻全面看待双方，进而改善关系；"T"区——3个月内实现吵架减少，半年内实现关系改善。然后在5个区域分别呈现吵架减少后的家庭、如何监督吵架减少为约2次/月，沟通场面和沟通细节、家庭关系改善后发现他和自己的双面性、为了达成时间目标的策略和措施等场景。建议带领者先行示范以上内容，或是组织成员通过讨论掌握方法后再进行沙盘呈现。必要时可在"SMART"的基础上增加目标督导人、目标达成的奖励措施等项目。限时15分钟。

（4）按5分钟/人，成员逐一介绍个人主题和沙盘的分区呈现。

（5）团体讨论，带领者负责适度催化，鼓励成员多进行"团体感悟—导入生活—团体反馈—导入生活"的循环。

讨论与解析： 涉及目标管理、达成、反馈与监控等的个性化模式和共有模式，以及人际学习，等等。

本模式变形之一：每次团体活动时不需完整呈现"SMART"的5个领域（特别是在团体活动初期）。依据成员对活动要求的熟练程度，将5个领域分解为2~3次团体活动，以保证足够的感悟和讨论。

"目标管理SMART"团体沙盘游戏记录表如附录6所示。

本模式中需注意：①带领者需对"SMART原则"进行详细介绍和阐释，避免因为不能完全掌握而影响团体效果；②各子区域的子目标呈现时应尽量具体化；③由于目标管理、行为训练、社会学习等均需较长期的过程，因此，鼓励成员通过多次团体活动获得成长。

26. "新世界"团体沙盘游戏

意义： 帮助成员明确自己在适应环境时的问题所在，帮助成员学会适应新环境，进而促成人际学习、人格成熟，体验团队力量。

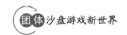

导入：帮助人们学会适应新学校、新工作或新生活等新环境，降低适应问题的发生率，这在当今社会具有重要意义。"新世界"团体沙盘游戏帮助参与者明确适应对象、适应策略，并积极学习他人的适应模式。让我们打开心扉，迎接新世界。

准备：常规沙具一套或多套，沙盘多张。

规则：

（1）每组 2～8 人，超过 8 人时另行分组。每人使用独立的单张沙盘，或使用一张沙盘的一半。

（2）成员先进行 2～3 分钟关于自己适应状态的思考，再将沙盘区域划分为"观察到的新环境全貌""已适应情形""未适应情形"和"适应策略" 4 个部分，同时允许成员另外添加 1～2 个个性化区域，成员自行确定各区域的面积。本步骤限时 8～10 分钟。

（3）每人限时 5 分钟，逐一介绍各区域的内容，全体成员认真倾听等，暂不讨论或反馈。必要时带领者需辅助团体处理成员情绪。

（4）按照时针顺序，或自我推荐的随机次序，每位成员征求团队成员对本人进一步适应新世界的建议，过程中以倾听为主、讨论为辅，每人限时 5 分钟。

（5）结合前期的沙盘呈现、自我觉察和团队交流，本步骤中对"适应策略"部分进行专项具体化处理。首先将前期沙盘内容拆除，再将沙盘分出"当下（指经过前期呈现后）未适应情形""未适应情形的曾经的无效策略""已适应情形的曾经的有效策略""当下新产生的策略"和"欢迎来指点"几个区域，限时 6～8 分钟内完成各区域的沙盘设置。

（6）每人限时 5 分钟，逐一介绍第五步中前 4 个区域的内容，全体成员认真倾听，暂不讨论或反馈。必要时带领者辅助团体处理成员情绪。

（7）成员间自由交流、互动，重点内容是讨论各种适应策略，以及在其他成员预留的"欢迎来指点"区域通过沙盘作品、言语等公开方式进行表达，或是通过留纸条等匿名方式进表达，给他人提供适应方面的参考信息。

（8）展开团体内讨论，内容是面对适应问题时初期的"独特感"及后期的"去特殊化"，新策略的内容及其是如何产生的，准备如何面对问题或处理适应问题时团体存在的意义，等等。

（9）带领者鼓励成员进行现场人际觉察和学习，引导成员将心理成长导入工作、生活，并反馈回团体活动中。

讨论与解析：呈现、启发和学习新的适应策略，去除"特殊感"，学会使用团队力量面对问题。

第六节
结束分离类团体沙盘游戏

1. "团体收获"团体沙盘游戏

意义：汇总和升华团体活动中的成长收获，处理团体结束期的事务。

导入：一系列团体活动即将结束时，"团体收获"团体沙盘游戏可以帮助可以我们理清团体所得，呈现不足之处，迎来团体结束。让我们静下心，一边回顾团体心路历程，一边呈现收获、互通你我。

准备：常规沙具一套，沙盘（或桌子）多张。

规则：

（1）每小组 3~8 人，多盘平行或单沙盘平均分区进行，单名带领者的带领上限是两个小组。

（2）指定主题"我的团体活动收获"，以团体成长与生活感悟为主要内容，例如团体中学到的事件经验，个人目标的完成状况，尝试性的生活应用，结束期感受，等等。呈现内容不能被干预，避免只突出积极性收获的现象，鼓励成员多维度、个性化（包括考虑自己的家庭需求、工作应用等）表达。沙具和沙型无限制。限时 8 分钟。

（3）逐一介绍作品及其表达的成长性内容，限时 5 分钟/人。各成员认真倾听，所有交流留到后期步骤进行。

（4）小组内自由交流获得的成长，包含成员本人的个性化收获和团体的集体性收获。

（5）带领者鼓励成员进行现场人际觉察和学习，引导成员将心理成长导入工作、生活。特别强调，在成长总结类主题式团体沙盘游戏中本步骤尤为重要，带领者在活动中扮演重要角色，同时，需要以前期活动作为基础。

其后还可配合团体结束仪式、成员赠言等结束期常见活动。

本模式的变形之一：将第二步修改为每位成员自由选择沙具，以每个沙具的某些特征代表自己的团体成长。沙具数量无限制，限时改为6~8分钟。鉴于既可以通过作品来呈现成长，又可以只使用沙具进行表达，活动中便也可以允许部分成员采用作品、部分成员仅使用沙具表达的混合模式。

本模式的变形之二：逐一介绍自我感悟和团体交流后，增加他人的反馈环节。带领者依据现场情况，既可以安排所有成员逐人次对成员进行团体成长的外反馈（原模式中只有自我成长感悟的内观来源），每位成员用3~5分钟邀请其他成员真诚地反馈外界所观察到的其本人成长。还可以通过自我推荐、竞争名额等方式选出部分成员，这部分成员可获得倾听他人对自己反馈的机会（如此处理本身也属于成长体验的一部分）。

讨论与解析： 涉及呈现团体收获，处理团体结束，减轻分离焦虑。

2. "成长对照"团体沙盘游戏

意义： 汇总和升华团体活动成长收获，处理团体结束期的事务。

导入： 总结团体成长收获的途径既可以由自己单独完成，也可以将自我角度的觉察与他人反馈结合进行（此时因为有了观察方的介入而可能会使认识更加客观、准确）。"成长对照"团体沙盘游戏即同时引入了自我总结与他人反馈的方式。我们期待更完整的团体总结。

准备： 常规沙具一套，沙盘（或桌子）多张。

规则：

（1）每小组4人，单张沙盘可容纳4名成员。人数较多时可多盘平行并分区进行。单名带领者的带领上限是两个小组。成员总数为6人时，其中4个人可将一张沙盘平均分为4部分分别使用，另外两人分别使用一张沙盘的1/2。成员总数为奇数时，因为第二步中将成员一对一分为小分组，故最终的单名成员挑选一个二人小分组进行组合，即出现一个特殊的三人

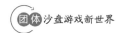

小分组——其中一位成员呈现自己感知的成长内容，另两名成员呈现对这位成员成长内容的反馈。

（2）随机分成二人组合，一组的 A_1 与另一组的 B_1 并排或对在角线位置共用一张沙盘平均四分区中的两个小分区，A_2 与 B_2 分别使用余下的两个小分区（图 2 - 6 - 1）。

A_1：呈现自己感知的团体收获	A_2：呈现自己认为的 A_1 的团体收获
B_1：呈现自己感知的团体收获	B_2：呈现自己认为的 B_1 的团体收获

图 2 - 6 - 1　两组成员座次及分工示意图

（3）以团体成长与生活感悟为主题，自由选择沙具和沙型完成呈现。A_1、B_1 摆出自感的团体收获，A_2、B_2 分别摆出他们认为的 A_1、B_1 的团体收获。各成员不可干预他人操作，也无需了解他人呈现的内容。带领者说明"不相互参照的独立操作有利于具体化和强化团体成长"。限时 8 分钟。

（4）逐一介绍作品及其表达的成长性内容，限时 3 分钟/人。各成员间认真、积极地倾听，所有交流留到后期步骤中进行。

（5）A、B 组内部成员变换角色与任务，进而将成员重新组合为新 4 人组合（总人数超过 4 人时），多次进行团体成长呈现。

（6）小组内自由交流获得的成长，包含成员本人的个性化收获和团体的集体性收获。

（7）带领者鼓励成员进行现场人际觉察和学习，引导成员将心理成长导入工作、生活。特别强调，在成长总结类主题式团体沙盘游戏中本步骤尤为重要，带领者在活动中扮演重要角色，同时，需要以前期活动作为基础。

本活动后还可以配合团体结束仪式、成员赠言等结束期活动。

本模式的变形是部分成员可以自由选择沙具，然后以每个沙具的某些特征代表团体成长。沙具数量无限制，限时改为 6~8 分钟。活动中可以出现作品呈现与仅沙具呈现的混合模式。

讨论与解析：涉及通过自我呈现和参照他人反馈而总结团体收获，处理团体结束，减轻分离焦虑。

3.　"互换成长"团体沙盘游戏

意义：汇总和升华团体成长收获后，特别是经过互换成长沙具的体验后，可强化心理成长的独特性或多样性。同时，可处理团体结束期事务。

导入：我们独立总结自己的成长的同时，还可以通过与他人互换代表成长意义的物品来强化对成长的认可。"互换成长"团体沙盘游戏帮助我们在互动中更加确认自我成长内容。

准备：常规沙具一套，沙盘（或桌子）多张。

规则：

（1）每小组 4~8 人（要求为偶数团体。如果是奇数团体，则留出一名观察员，并在后期的角色轮换后参与活动），小组数量多时可多盘平行，单名带领者的带领上限是两个小组。

（2）每小组平均分为两个小分组（以 A 小分组和 B 小分组为例）。

（3）A 小分组独立使用一张沙盘，共同讨论并完成团体成长主题沙盘。作品构成中，需包含该小分组每位成员认为的团体成长，以及代表这些成长的沙具。此后，再将这些沙具组合为一个共识性作品。限时 10 分钟。

（4）B 小分组每位成员首先自由选择 2~3 个沙具代表自己的团体成长。然后，B 小分组每位成员随机选择一位 A 小分组成员为置换对象。一对一组合中，B 小分组成员将自己的 2~3 个沙具与 A 小分组成员作品中的沙具置换，要求数量对等、种类不限。组合内的交换在充分沟通下进行，带领者鼓励成员"为了深化团体成长，组合内的交换原则上是必需要完成的"，但不可强制置换某位成员的某个沙具。组合内置换冲突过于强烈时，允许另选一位置换对象，但此处理不应作为首选。限时 10 分钟。

（5）A 小分组与 B 小分组角色与任务互换，使成员在多角色中丰富

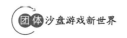

体验。

（6）团体内讨论不同成员互换成长沙具时的心理感触，既可能感到他人的成长感受补充或提高了自己的收获，也可能因无法接受他人的感受而更加懂得自己感受的真实和价值。

（7）带领者鼓励成员进行现场人际觉察和学习，引导成员将心理成长导入工作、生活。特别强调，在成长总结类主题式团体沙盘游戏中本步骤尤为重要，带领者在活动中扮演重要角色，同时，需要以前期活动作为基础。

本活动后还可以配合团体结束仪式、成员赠言等结束期活动。

本模式的变形是将完成共识性、成长性作品简化为直接使用沙具代表心理成长，然后在沙具间进行一对一置换。

讨论与解析：涉及总结团体成长，特别是强化心理成长的独特性（由关于拒绝交换成长沙具的讨论产生）或多样性（由关于同意交换成长沙具的讨论而产生），以及团体结束期的事务处理。

4. "成长组合"团体沙盘游戏

意义：汇总和升华团体成长收获，特别是融入他人觉察的自我成长沙具后，可全面强化心理成长。同时，可以处理团体结束期事务。

导入：我们在总结自身成长的同时，还可以通过融合他人给予的代表成长意义的物品来更全面地完成对成长的认知。"成长组合"团体沙盘游戏帮助我们在互动中更加全面地觉察自己的成长。

准备：常规沙具一套，沙盘（或桌子）多张。

规则：

（1）每小组4~8人，小组数量多时可多盘平行进行，单名带领者的带领上限是两个小组。

（2）每小组随机选出1~3名成员作为呈现对象，每位选出的成员自由选择4~5个沙具代表自己感知的团体成长内容，并放于身旁备用。限时5分钟。

（3）其余成员为每位呈现对象各选择1~4个（数量与成员人数成反

相关，余下成员多时只为每位呈现对象选择 1~2 个沙具，余下成员少时可为每位呈现对象选择 3~4 个沙具）沙具并赠送给对方，这些沙具代表该呈现对象参加团体活动前后的变化，并将作为完成成长作品的素材。带领者确认呈现对象均接收到相等数量的沙具［也可允许成员间有 1~2 个沙具的差异（虽然较大的差异有可能会有利于成员成长，但会影响结束阶段的团体活动氛围）］。沙具的赠送过程在充分且自由的沟通下进行，带领者鼓励成员"为了深化团体成长，原则上需要接受他人的赠送"，但不可强制进行。限时 8~10 分钟。

（4）单独使用沙盘或沙盘平均二分区的条件下，呈现对象使用获赠沙具和自选沙具完成自我成长主题沙盘，沙型不限。限时 5~8 分钟。

（5）成员通过介绍沙具和作品，呈现自我感知和外界反馈的成长。每人限时 3~5 分钟。

（6）成员自由交流团体成长，讨论从自身和外界的不同角度对团体成长的觉察。

（7）团体内轮换呈现与赠送对象，直至全体成员均感悟一遍。

（8）带领者鼓励成员进行现场人际觉察和学习，引导成员将心理成长导入工作、生活。特别强调，在成长总结类主题式团体沙盘游戏中本步骤尤为重要，带领者在活动中扮演重要角色，同时，需要以前期活动作为基础。

本活动后还可以配合团体结束仪式、成员赠言等结束期活动。

本模式变形是将先自我选择、他人赠送沙具，后摆出作品的模式简化为仅进行自我选择和他人赠送沙具，然后开展介绍、讨论。

讨论与解析：涉及汇总和升华团体成长收获，特别是在增加他人反馈后，全面强化心理成长，以及如何处理团体结束期事务。

第三章

▼

程序式团体沙盘游戏

程序式团体沙盘游戏模式是指一类具备以下特点的团体沙盘游戏活动：较为传统的团体沙盘游戏；较多取向于团体咨询或团体治疗应用；活动程序是团体互动的推动因子；设计活动时不突出强调有无清晰的主题任务；不强调主题，互动的发生、类型和内容较难预测；对参与者遵守活动程序的要求较高；活动程序本身趣味性较低，不适用于家庭类生活化场景、学校类教育领域；带领者注意辅助参与者觉察并应对丰富多变的互动；操作性活动结束后，团体讨论内容通常要依据实际已发生的互动而定，难以事先拟定讨论方向。

第一节
单盘式团体沙盘游戏

1. 双人沙盘游戏

双人沙盘游戏技术简单、操作方便、规则少，可用于夫妻、亲子、婚恋、合作伙伴、同学关系等二人式心理交流范畴。

双人应用时，依据他们之间潜在冲突的大小而可以选择双盘或单盘开展活动。冲突可能性高时，需加大双人间的物理空间（如各自使用距离较远的沙盘进行操作），冲突可能性减弱后，可缩小空间距离直至共同在单张沙盘内进行交流、讨论，如独立双盘远距离进行、独立双盘近距离进行、单盘分区域独立进行、单盘轮流静默式共同进行，直至心理、物理距离最近的单盘交流式共同进行。独立双盘指双沙盘同步、独立地进行制作，然后进行认知介绍或调整；单盘分区域独立进行指本节所介绍的模式；单盘轮流静默式、单盘交流式将在本章其他小节中进行分析。

1）双人单盘轮流静默式团体沙盘游戏模式

双人单盘轮流静默式共同进行指单张沙盘内不分区域，操作过程中不交流，双人轮流摆沙具而共同完成沙盘作品的模式，该模式的重点在于后期讨论。

团体规则：

经过初次晤谈、评估安全性、强调保密、熟悉沙盘游戏等基本前期准备后，可以开始进行双人团体沙盘游戏活动。带领者介绍团体活动的意义。本模式要求：

（1）双人自行决定操作顺序。

（2）标准沙盘条件下，带领者事先与双方约定每人选择沙具的数量是

10～20个，双方数量保持一致。

（3）双方依次轮流操作，按每次只选一个沙具（不成套选择）的规则自由选取沙具，然后根据自己的观察将所选沙具摆进沙盘。本步骤中允许推测对方的操作意图，但不能与对方交流。

（4）成员自由塑形沙子，并可对自己所选、所摆的沙具进行调整，以上操作不纳入次数计算。自己所选、所摆沙具能够自由更换（但每次只可更换一个沙具），也可以弃权操作，以上更换或弃权发生一次则按一次操作计数。

（5）不移动、调整、更换他人的沙具及沙型。

（6）操作过程保持静默，不介绍所选沙具信息，不交流如何共同摆放等。

（7）操作阶段结束的信号有两个（带领者任选其一执行，但确保不可超时）：一是盘面饱和度接近适宜时，带领者提前一轮预告再进行一轮后操作结束，用时不超过15分钟；二是操作阶段用时近15分钟时，带领者提前一轮预告再进行一轮后操作结束，无需关注事先拟定的沙具数量是否使用完毕，或沙盘的饱和度如何。

（8）操作结束后，先轮流介绍共同作品，期间会出现未得到对方确认而直接介绍的内容，此处也是引发双方互动的启动点之一。然后进行自由讨论，内容涉及团体感悟、尊重与理解、是否应先询问对方的真实意图再下定论，等等。带领者负责催化互动。

（9）活动结束前达成共识性的作品命名。

（10）总用时不超过1小时。

操作阶段变形是将第四步中塑形沙子或调整作品等计算为一次操作，这意味着成员会放弃相应数量的沙具，故第二步中约定的数量将会发生变化。

讨论阶段的变形是先共同调整作品，后讨论交流。

双人单盘轮流静默式团体沙盘游戏记录表如附录7所示。

2）双人单盘轮流交流式团体沙盘游戏

团体规则：

双人单盘轮流交流式共同进行与上一模式的区别在于选择沙具后，两人边交流、讨论，边摆放沙盘作品，其他规则相同。双人单盘轮流交流式团体沙盘游戏记录表如附录7所示。

3）双人单盘预选静默式团体沙盘游戏

双人单盘预选静默式共同进行指在单张沙盘内不分区域，每人先行独立预选沙具，操作过程中不交流，双人共同摆沙具而完成沙盘作品的模式。

团体规则：

经过初次晤谈、评估安全性、强调保密、熟悉沙盘游戏等基本前期准备后，可以开始双人团体沙盘游戏活动。带领者介绍团体活动的意义。本模式要求：

（1）双人自行决定选沙具的先后顺序，或同时选择沙具。

（2）在标准沙盘条件下，带领者事先与双方约定两人先完成沙具选择，数量为 10～20 个（不能成套选择），最终双方享有的沙具数量需一致，选沙具时不必观察或参照对方。

（3）两人在静默状态下共同将已选沙具摆进沙盘，通过观察，在不交流的情况下共同完成一个作品。

（4）成员自由塑形沙子，自己所选、所摆沙具能够更换（更换沙具的规则建议由双方商议，例如可以自由更换，也可以约定双方均只能更换固定数量的沙具，此项约定及执行情况作为互动启动点导入讨论。每人能够更换沙具的数量由双方协商）。

（5）双方只能操作自己的沙具和沙型，不可移动、调整、更换他人的沙具及沙型。

（6）不介绍所选沙具信息，不交流如何共同摆放等。

（7）操作阶段近 15 分钟时，带领者发出提示，确保不可超时。

（8）操作结束后，先轮流介绍共同完成的作品，期间会出现未得到对方确认而介绍的内容，此处是引发双方互动的启动点。然后进行自由讨论，内容涉及团体感悟、尊重与理解、是否应先询问对方的真实意图再下定论，等等。带领者催化团体互动。

（9）活动结束前达成共识性的作品命名。

（10）总用时不超过 1 小时。

本模式变形之一：成员双方自由预选沙具（暂不协商沙具数量），选择结束后双方先谈判各方能够使用的沙具数量，补足欠缺沙具或归还多余

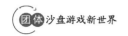

沙具，然后在不交流的状态下共同完成团体沙盘作品。讨论阶段需要涉及对沙具数量进行谈判时的心理因素、成员感受等。

本模式变形之二：选择完沙具后，在开始摆放作品前，允许用2分钟自由交换沙具，保证交换过程平等、自愿进行。2分钟后双方拥有的沙具数量不变。

双人单盘预选静默式团体沙盘游戏记录表如附录8所示。

4）双人单盘预选交流式团体沙盘游戏

团体规则：

双人单盘预选交流式共同进行与上一模式的区别在于两人各自独立选择沙具，既可以双方约定一致数量的沙具、沙型，也可以两人独立选择数量，还可以先自由选择、再双方谈判而确定实际使用数量。之后，在交流、讨论中共同完成沙盘作品。其他规则相同。

双人单盘预选交流式团体沙盘游戏记录表如附录8所示。

5）分区型双人静默与认知式团体沙盘游戏

开展单盘分区模式时，需认真选择适用对象及应用时机，在建立了良好咨询关系的前提下进行。也可以在两个独立沙盘中开展双人活动，再交换沙盘。在同一张沙盘中进行双人活动时，操作时出现干扰的可能较大，而两张沙盘同步进行时这种可能性则有所降低。

团体规则：

（1）经过初次晤谈、评估安全性、强调保密、熟悉沙盘游戏等基本前期准备后，可以开始双人团体沙盘游戏活动。邀请双方坐在沙盘两端，带领者介绍团体活动的意义。

（2）带领者要求双方以自行协商决定的方式将沙盘区域一分为二。对于双方实际采用的讨论方式（如民主商议或独断决定），以及划分区域的方法与人格投射等，带领者只进行观察、记录而不能干预指导，并在后期讨论时将记录的现象提供给双方讨论。推荐双方坐于沙盘短边的两侧，就座位置及分界线类型的常见模式如图3-1-1所示。

A型划分最为常见，双方一般认为如此划分压力感最弱，能够平静操作；B型划分时双方一般感到压力感最强，因为双方都感到对方深入到了自己内部；

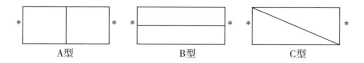

图 3 - 1 - 1 成员就座位置及常见分界线类型

C 型划分时压力感介于 A 型和 B 型之间。带领者可适当引发诸如划分区域的方式，划线清晰度、力度等划线风格与双方人格特征投射间关联的讨论。

本阶段可能出现的状况有：①自始至终只有口头议定边界（隐性分界）；②先隐性分界，后补出显性分界；③不平均划分的分界，例如一方占据 2/3 甚至更多；④划分边界但突破边界操作；⑤划分出 3 个或更多区域；⑥无任何分界。带领者不得干预上述任何划分或操作，但需要在讨论阶段引导双方进行分析、感悟。

必要时，带领者可以说明划分方式并无对错之分，仅是双方人格特征及生活模式的投射。引导双方讨论并对人格形成清晰的认知是核心目的，带领者干预划分会影响表达的真实性。

（3）确认完成分区后，带领者给出指导语："请二位同时在各自区域内完成自己的沙盘游戏作品，期间二位不要进行协商探讨。禁止干预对方操作，禁止触碰或拿下对方使用的任何沙具或修改对方的沙型。只要用心完成沙盘作品即可，不存在好坏对错之分。如果某方先完成，请观察自己的沙盘并等待对方完成操作。"此操作阶段，带领者简单记录双方的沙盘操作，并在双方完成时拍照。此阶段一般不超过 10 ~ 15 分钟（以整套双人沙盘游戏疗法用时 1 小时计算）。

（4）双方互换座位，使每人面对对方的沙盘作品。

（注：从第五步起，以静默与认知模式进行，双方在"单盲"条件下介绍对方的沙盘游戏作品，这属于较温和的形式，建议用于团体活动初期或全阶段。下一模式为静默与调整模式，以双方均同意应用为前提，在"单盲"条件下调整对方的沙盘作品，属于风险较大的形式，要求在经过安全评估后的关系成熟阶段应用。特别提示：可以在整套双人团体沙盘游戏中只应用安全性较高的静默与认知模式。）

（5）此阶段指导语为："现在，请二位讨论决定发言顺序，然后按顺序

223

介绍您面前的、对方完成的沙盘作品，时间是 3 分钟。介绍期间未发言方（即被介绍方）保持静默，被介绍方的内心感受可在交换发言方后进行表达。"带领者注意记录双方的非言语信息。此阶段指导要点为：①介绍时以"谈感受、勿评价"为原则，推荐以"我看到作品时感到沙盘中呈现着……"而不用"我认为这是……那是……"。通过描述的方式来催化双方对认知差异、沟通意义等的感悟，在互动中调整认知及影响人格；②鼓励尽量完成 3 分钟介绍，不空缺太多时间，不突破时间限制；③体现"单盲"的意义，以自我角度作为观察、介绍的参考点；④被介绍方必需保持静默，不打断对方介绍；⑤不评判对方作品的对与错、好与坏等；⑥禁忌攻击性、伤害性言语及行为；⑦介绍过程中不随意触碰对方的作品，更不可修改对方的作品。

（6）带领者指导双方各自独立完成 3 分钟的内心感受发言，内容包含上阶段被介绍时的感受和自己沙盘游戏作品的本意两个方面，带领者可以建议将重点放在前者。给自己的沙盘作品命名。未发言方保持静默。带领者注意记录双方的非言语信息。

（7）进入自由讨论阶段，不再限制交流，不限制是否重新调整沙盘作品。双方自由根据沙盘内容展开讨论，发言内容需要结合实际生活、团体沙盘游戏的感悟进行。为避免出现关于沙盘游戏的讨论过多的现象，带领者可以建议双方先拆除作品，然后再讨论。

（8）讨论结束后拍照、拆除沙盘，并布置关于活动后期感悟的成长性作业，约定下一步的双人团体沙盘游戏。必要时带领者可对个体成员进行单独辅导。

分区型双人静默与认知式团体沙盘游戏记录表如附录 9 所示。

6）分区型双人静默与调整式团体沙盘游戏

团体规则：

建议首先进行单盘分区型静默与认知模式双人沙盘游戏，经双方同意后再引入调整式双人沙盘游戏。该模式的引入必需是在对咨询关系、双方接纳度、冲突发生风险性等进行评估之后，需保证能够遵守不攻击、不伤害等团体活动的基本原则。本模式第一至第四步与分区型双人静默与认知模式相同，其余步骤需要以清晰介绍游戏规则并征得双方同意为前提。

（第一至第四步省略。）

（5）先对两个作品拍照，保留前一阶段原始沙盘场景资料。进入调整阶段的指导语是："现在，请二位调整您面前的、对方完成的沙盘作品，时间为3分钟，调整期间双方保持静默，不要打断对方的调整行为，内心感受可在后续讨论阶段表达。"

带领者注意记录双方的非言语信息。调整完后再次拍照。此阶段的指导要点为：①3分钟内完成调整，调整幅度无限制、不需约定，沙具可自由调整，沙型可自由修改；②以自己的观察作为调整参考点；③双方必需保持静默；④禁忌攻击性、伤害性言语及行为，禁忌干预对方的调整动作；⑤不评判对方作品的对与错、好与坏；⑥不得强制任何一方必需坚持到底，允许成员在慎重思考后退出活动，但需要进行后期个人督导。

本阶段的变形模式是关于"调整幅度无限制、不需约定"的要求可以改为"活动初期，双方可先约定一定的调整次数（如每人3处调整机会），活动后期，双方不再约定调整幅度"。此变形有利于本模式初期的平稳过渡。

（6）带领者指导双方各自独立完成3轮发言。第一轮发言各用时3分钟，内容是介绍自己如何认知面前的、由对方操作的沙盘作品，以及介绍自己的调整原因及调整后的变化；第二轮发言各用时3分钟，介绍自己沙盘作品的原设置，对原沙盘作品的命名，沙盘作品被调整时的内心感受，关于对方调整原因的感受；第三轮发言时间依据现场状况而定（不超过3分钟），双方分别对自己被调整后的沙盘作品命名，如果前后命名有变化则介绍关于命名变化的感受。期间未发言方保持静默，带领者注意维护双人团体的安全氛围，并记录双方的非言语信息。

（7）内容与分区型双人静默与认知式团体沙盘游戏模式的相应阶段相同。

（8）内容与分区型双人静默与认知式团体沙盘游戏模式的相应阶段相同。

分区型双人静默与调整型双人团体沙盘游戏记录表如附录9所示，但需将原记录表中的"限定描述"改为"限定调整"。

经过双人沙盘游戏后，双方会对实际生活中的默契度、沟通模式、共同目标的达成等方面进行感悟，带领者催化双方将沙盘游戏感悟拓展到现实生活中。

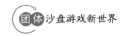

把握运用节奏和认知型、调整型的相应适用阶段后，该方法的适用对象将比较广泛，在需要进行人际关系调整时即可尝试。

7）分区型双人指导式团体沙盘游戏

单盘分区型双人指导式团体沙盘游戏是双人在一张沙盘内分区，继而在同一指导命题下各自独立完成沙盘作品，然后进行介绍、交流、感悟，并最终导入生活。

团体规则：

（1）经过初次晤谈、评估安全性、强调保密、熟悉沙盘游戏等基本前期准备后，可以开始双人团体沙盘游戏活动。双方需坐在沙盘两端。带领者介绍团体活动的意义。

（2）分区指导语是要求"双方以自行协商的方式将沙盘区域一分为二"。具体分区模式的心理学意义可参见分区型双人静默与认知式团体沙盘游戏模式相应阶段的内容。

（3）从主题库抽取主题或依据团体需要命题，双方在 10～15 分钟内完成作品，操作过程中双方独立进行，不干扰、评价另一方的操作。如遇到两者均需要同一沙具的情况，则由双方现场协商解决办法。

（4）交流阶段由双方商议先后顺序，带领者注意观察非言语信息，并将相关信息提交至讨论阶段进行讨论。双方依协商顺序先后介绍自己所理解并呈现的、同一主题下的沙盘游戏作品。

（5）双方就对命题的个性化理解、作品呈现等展开交流、讨论，带领者导入前期所观察到的非言语信息，催化感悟并鼓励成员将收获导入生活。

（6）本模式拓展为多沙盘同步进行后，即为多盘多人（多团体）平行指导式团体沙盘游戏模式。

单盘分区型双人指导式团体沙盘游戏记录表如附录 10 所示。

2. 多人沙盘游戏

1）多人单盘随机抽签式团体沙盘游戏

多人单盘随机抽签式团体沙盘游戏通过团体规则再现社会中常见的人际交往障碍，通过多次连续实施，可以使每位参与者探索自我，觉察自己的社交模式。本小节所介绍内容参考了张日昇的团体沙盘游戏模式，并进行了一定的修订，一般适用于 4~6 人团体。

团体规则：

（1）团体沙盘制作过程中全体成员保持静默状态，禁止进行言语、眼神、手势等任何交流，以此模拟各种社会沟通障碍。成员与带领者之间可以进行简单交流（如成员向带领者求证操作规则等）。

（2）每一次团体沙盘游戏进行前，通过抽签方式决定本次沙盘游戏的操作顺序，以保证每个人都有机会体验不同操作顺序所产生的不同心理体验，首位操作者可能会确定整个沙盘作品的风格。末位操作者特别拥有一次调整沙盘的机会。

（3）每个人的具体操作内容为"五选一"：①改变沙型；②放置一个沙具；③放置一套沙具（何为一套目前尚有争论❶）；④移动沙具或改变沙型❷；⑤本轮弃权。成员仅可以选择其中一种操作❸。

---

❶国内对于"一套沙具"的理解分歧较大，本书中建议是将其定义为"来访者自我认定的一套"。但是，自由配套的做法也存在弊端，例如有成员把近 20 棵绿色植物视为一套绿化系统，此时会出现几乎独占沙盘的现象。曾经有观点规定一套沙具不得超过两个，但仍存在问题：①"两个"的标准从何而来？②这种限制是否会过于干涉团体活动？因此，笔者经过多年团体沙盘游戏实践观察，依旧推荐"一套的标准由来访者把握"的原则，理由如下：①包括团体沙盘游戏在内的团体活动，其关键均在于模拟现实、引发互动和导入生活，相对自由地决定一套沙具的标准是来访者的权利，这也创造了更加接近现实的模拟现场。②规定一套沙具的个数虽然可以避免过度占用沙盘空间，但却会使团体失去了模拟现实的机会。规定沙具数量会使操作过程便于掌控，却可能会有悖于"服务于团体"的原则。③实践经验显示，一次性使用大量沙具占据空间的来访者十分罕见，大多数团体成员都会在考虑团体关系前提下进行操作。有些来访者使用沙具较多，但这也会在团体沙盘游戏中促进团体感悟较早出现，此类操作引发的团体互动与思考明显多于控制严格的沙盘过程。只是这样会给带领者带来了一些挑战。④规则模糊化的程度与呈现的多样化程度呈正相关。总之，面对各有利弊的各类标准，只要在"为来访者服务、为团体服务"的原则下，带领者可适当进行调整和把握。

❷在移动操作时，成员可以移动自己或他人以前轮次的操作，也可以移动某一系列操作的全部或局部，例如前轮次中有人挖河、堆山，后面的移动可以是修河、修山、修河与修山，还可以在调整河与山的同时改动其他人员的其他操作。

❸在"五选一"操作中（特别是第一次团体活动时），出现"犯规"现象十分常见。带领者需要注意：①不可在出现违规时直接提示、打断、叫停，出现违规是团体成员互动、认识、磨合的途径之一；②带领者在操作完成后的讨论阶段中，要用合适的方式将操作时的有关行为引入团体讨论，既不使当事人过于痛苦，又要促进团体成长；③记录操作违规行为，但要注意保密，特别是在 EAP 中使用时。

（4）操作中沙具只能移进沙盘，禁止移出沙盘，即沙具原则上"只进不出"，类似于社交中的"既成事实"。

（5）出现违反第三、第四步中规则的现象时，带领者及其他成员不得直接提示违规或叫停违规性操作，但在讨论环节中必需进行相关讨论，从而体现"团体问题，团体面对"的原则。带领者要将违规行为记录在沙盘操作记录单中。

（6）团体操作阶段，每按照抽签顺序完成一轮操作，带领者便要在简要记录操作项目的同时对盘面进行拍照，然后再开始按抽签顺序进行下一轮操作。能够进行的轮数由带领者根据盘面的空间利用率决定，不过于稀疏或拥挤即可。必需至少提前一轮预告结束，以使成员做好收尾的心理处理，禁忌某一轮结束时突然宣布结束。

（7）全套游戏结束并拍照后，末位成员可以对整套沙盘作品进行一些调整❶。调整结束后再次拍照。

（8）进入讨论环节，具体要求与普通团体活动技术要点相同。

（9）讨论完成后，给此次沙盘游戏作品❷，并可布置关于此次团体活动感悟与如何将感悟导入生活的作业。

2）多人单盘预选静默式团体沙盘游戏

多人单盘预选静默式团体沙盘游戏模式类似于双人单盘预选静默式团体沙盘游戏，变化之处为：①适用于多样化的环境；②团体活动的互动更加多元化，带领者能力要求更高；③总用时不超过1.5小时；④每位成员

---

❶首先，"可以"意味着"不是必需"，末位成员自由选择是否进行调整。其次，对于"一些"把握依旧是在"为来访者提供心理学服务"的前提下进行的。若不限定调整数量，则是延续了团体活动的精髓——促发团体成员互动。有带领者担心有人会推翻全部沙盘作品后再做新作品，有人担心如此笼统的说法增加了操作者对操作规则的焦虑。但适度焦虑感是个体、团体成长过程中所必需经历的，应呈现、面对冲突，并在团体环境下试图改变，不能因为带领者担心麻烦而掩饰冲突。实践中，即使某成员有推翻全部作品重做的想法，但往往并不会实施，此类成员的事后分享恰恰是团体目标之一，即"我在思考如果那样的做将会给我带来什么样的人际后果"。同样，将"一些"执行为"不敢调整"的团体成员在观察其他成员的收尾处理时，也会进行相关思考。

❷命名时不用强求必需统一为一个名字，团体活动初期的分歧是后期协调成长的必经之路。因此，允许命名的分歧，允许个体与团体的磨合，但禁忌因此导致形成亚团体，故而需要带领者谨慎对待。

能够预选的沙具数量减少（以沙盘容纳量除以参与人数而确定）。一般适用于 4~6 人团体。

团体规则：

经过初次晤谈、评估安全性、强调保密、熟悉沙盘游戏等基本前期准备后，可以开始团体沙盘游戏活动。带领者介绍团体活动意义。本模式要求：

（1）随机决定选择沙具的顺序，部分团体会忽略顺序确定环节，按统一好的数量让成员自由选取沙具（可用以观察各成员的主动性，以及观察所投射的人格与行为模式）。

（2）个人所选沙具数量依成员人数确定。

（3）每位成员的配额数量相同，按"个"计算沙具数量，选沙具时毋需观察或参照其他成员。

（4）在静默状态下共同将已选沙具摆进沙盘，形成一个作品。

（5）成员自由塑形沙子，自己所选、所摆的沙具可以更换（更换沙具的规则建议由成员商议，可自由更换，也可约定各方享有同一更换数量的权利，并有遵守约定的义务，此项约定及执行情况可作为互动启动点导入讨论。每人能够更换沙具的数量配额由成员协商决定）。

（6）成员只能操作自己的沙具和沙型，不得移动、调整、更换他人的沙具及沙盘设置。

（7）不用介绍所选沙具信息，不交流如何摆放，等等。

（8）距操作结束前 15 分钟时，带领者发出时间信号，并确保最终不超时。

（9）操作结束后，先轮流介绍作品，期间会出现未得到对方确认而介绍的内容，此处也是引发成员互动的启动点。然后进行自由讨论，内容涉及团体感悟、尊重与理解、是否应先询问对方真实意图再下定论，等等。带领者负责催化互动。

（10）活动结束前达成共识性命名。

（11）总用时不超过 1.5 小时。

本模式变形之一：成员自由确定预选沙具的数量，选择结束后团体成

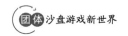

员先行讨论每个人能够使用的沙具数量，达成统一标准后还回多余沙具，然后共同完成团体沙盘作品。讨论内容需要涉及确定沙具数量时的心理感受等。

本模式变形之二：在选择完沙具后，开始摆放作品前，允许 2～3 分钟的自由交换沙具时间，保证自愿、数量对等的交换，最终每位成员拥有的沙具数量不变。

本模式变形之三：最终达成共识性命名之前，在团体成员集体讨论下自由调整沙盘作品，可添加、去除或更换某些沙具。此变形模式存在场面混乱、冲突增加的可能性，需要注意：①带领者依据团体成熟度把握是否导入此变形操作；②如果导入，则鼓励团体成员先进行讨论，确定大致规则后（如约定去除或更换沙具的数量、选派实施者等，不提倡混乱操作）再进行操作。

多人单盘预选静默式团体沙盘游戏记录表如附录 11 所示。

3）多人单盘预选交流式团体沙盘游戏

多人单盘预选交流式与上一模式的区别在于选择沙具后边交流讨论、边摆放沙盘作品，其他规则相同。（注：上一模式的变形三操作在本模式中不再适用。）

已选择沙具是否添加、调整或去除等（不提倡忽略此类操作），需团体集体讨论决定。

多人单盘预选交流式团体沙盘游戏记录表参如附录 11 所示。

4）多人单盘双面向式团体沙盘游戏

多人单盘双面向式团体沙盘游戏中，成员选取双面向沙具后完成初始共识性集体沙盘，然后按比例去除部分沙具，并再次进行共识性集体沙盘制作和交流、讨论。该模式受人数小、易于操作，因此使用范围广泛，在家庭、班组、EAP、学校、普通团体破冰活动等中均可进行。

该模式无绝对禁忌对象，但推荐在青年期及以后人群中使用。

团体规则：

（1）经过初次晤谈、强调保密、熟悉沙盘等基本前期准备后可以开始。带领者介绍团体沙盘游戏疗法与心理成长、人际关系等的关系。

（2）本模式中每位成员只能选择偶数数量的沙具。人数较多（10人）时指导每个成员选取双面向的2或4个沙具（不使用成套沙具），一半属于自己讨厌的范畴，一半属于自己喜欢的范畴；7~9人时，每位成员选取双面向的4或6个沙具，构成同前；5~7人（7人时沙具数量可有一定弹性）时，每成员选取双面向的6或8个沙具，具体要求同前；人数较少（2~4人）时，每位成员选取双面向的8~12个沙具，具体要求同前。从而确保盘面上的沙具摆放既不拥挤也不稀疏（建议标准版沙盘的最大容纳量是40个沙具）。选择讨厌范畴的沙具时，带领者不得硬性要求成员必需选择最害怕的或目前尚不能面对的沙具。成员不能取笑、蔑视、攻击他人及其所选沙具，带领者需保护成员不受攻击，同时鼓励成员有效地自我暴露。本步骤限时5分钟。

（3）全体成员将所选沙具带入沙盘后，依次介绍沙具，可以只简单介绍自己是喜欢还是讨厌这个沙具，也可以扩展至沙具背后的故事、情结等。本步骤中各成员可以自由调换所选沙具，但自第四步骤起，原则上不再更换沙具。本步骤中可在介绍沙具后增加人格投射环节，鼓励成员通过觉察自己和其他成员在选取沙具时的态度（主动、等待、犹豫……）、模式、所选沙具的象征意义等所呈现的人格特征与行为模式，对照自己的生活模式与现场呈现，以此催化成员认知自己和他人，从而训练成员观察、感悟、认识自己和学习他人的能力。本步骤限时10分钟。

（4）带领者通过指导语"大家共同讨论、共同操作，沙子可以任意塑形，使用所带入全体沙具完成一个大家共同认可的沙盘作品"引导成员操作。所谓"共同认可"是指一方面尽可能使大多数成员认可，另一方面不因成员间存在少量分歧而阻滞在此阶段（适度焦虑可作为心理成长的动力）。完成后，就此作品讲述一个涉及全部沙具的故事，并拍照。

集体操作的过程中，成员会自动出现领导者、服从者、挑战者、旁观者等角色，为认识成员人格、后期讨论、催化成长提供了丰富素材。此阶段的操作要点包括：①共同参与操作；②不允许移出已选沙具；③不允许掩埋、抛弃、忽略、隐藏任何沙具，特别是属于讨厌范畴的沙具；④全体沙具均要在沙盘作品中有相应的位置、功能、角色；⑤禁忌攻击性、伤害

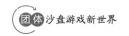

性言语及行为（如拿某个沙具捉弄他人等）。

此阶段原则上不超过 10～15 分钟，从而既可以催化成员思考，又能保证团体沙盘游戏用时的标准性。带领者在团体集体操作进行到最后 3 分钟时需要提醒团体进程。

（5）共同完成初始沙盘后，团体进行 3～5 分钟的自由讨论（也可逐人发言），内容限制在沙盘游戏集体操作方面（双面向沙具的选取，各沙具的协调，沙盘摆放过程中的感悟，等等）。模拟社会认知、转化现实等团体活动收获在必要时需要带领者进行适当催化。

（6）团体在讨论中完成以下操作：达成共识后，去掉原沙具数量 1/5～1/2 的沙具（喜欢型、讨厌型沙具数量相等）。去除比例在团体沙盘游戏初期时较低，团体活动趋于成熟时可适度提高，但不得超过 1/2，确保剩余沙具能够完成一个常规的沙盘作品。如团体共 10 人，盘面原有 40 个沙具，可以去掉 4 个喜欢型的沙具、4 个讨厌型的沙具。所去掉沙具属于某个人或是属于若干人，需由团体成员讨论决定，带领者不得干预。不允许通过抓阄、摊派等随机方式决定，从而尽量模拟实际生活，并对成员进行观察。去除的沙具需重新放回到沙具架上。带领者记录团体成员的言语及非言语信息。

本阶段原则上不超过 6～8 分钟，带领者在剩余 3 分钟时提示进程。

（7）团体成员讨论是否再次共同制作新的沙盘作品，该过程中不再添加或去除沙具。如果决定进行制作，则在完成后再次讲述一个涉及全部沙具的故事，并拍照。本步骤用时不超过 5 分钟。

（8）对第二次沙盘作品进行共同命名，然后进行讨论，内容结合实际生活（重点）、团体沙盘游戏感悟两个方面进行。预约下一次团体活动时间，必要时对个体成员进行单独督导，并布置活动后的感悟、总结等成长性作业。

多人单盘双面向团体沙盘游戏记录表如附录 12 所示。

5）多人单盘轮流静默式团体沙盘游戏

多人单盘轮流静默式团体沙盘游戏类似于双人单盘轮流静默式团体沙盘游戏，总用时不超过 1.5 小时。

团体规则：

经过初次晤谈、评估安全性、强调保密、熟悉沙盘游戏等基本前期准备后，可以开始团体沙盘游戏活动。带领者介绍团体活动的意义。本模式要求：

（1）随机决定选沙具的顺序，也可以自由讨论决定，需保证每次团体活动时预选顺序均不固定。

（2）成员按每次只选一个沙具（不成套选择）的规则自由选取沙具，并将其摆进沙盘。每位成员所用时间不予限制，操作总限时 15 分钟。

（3）成员自由塑形沙子，并可自由移动自己所摆的沙具，以上操作不纳入次数计算。此后，成员再次自由更换自己的沙具（但每次只可更换一个沙具），也可以放弃该操作，以上更换或弃权每发生一次则计为一次操作。每位成员所用时间不予限制。不移动、调整、更换他人的沙具及沙盘设置。

（4）摆放沙盘游戏作品的过程中，团体成员不进行任何交流。

（5）操作阶段结束信号有两个：一是盘面沙具数量接近饱和时，带领者提前一轮预告结束，总用时不超过 15 分钟；二是 15 分钟时直接结束（无论操作到何种程度）。关于结束指征，需注意：①带领者需预估盘面的丰满程度；②时间是硬性指征。

（6）操作结束后，逐人介绍自己所观察到沙盘游戏作品，然后展开团体讨论，带领者鼓励互动和真诚坦露。

（7）团体活动结束前达成共识性命名。

多人单盘轮流静默式团体沙盘游戏记录表如附录 13 所示。

6）多人单盘轮流交流式团体沙盘游戏

多人单盘轮流交流式团体沙盘游戏模式的整体程序类似于多人单盘轮流静默式团体沙盘游戏，主要区别在于后一位成员选沙具、摆作品时会受到前期团体呈现、团体讨论内容的影响，该成员需要面对团体需求与个人预期之间的冲突。总用时不超过 1.5 小时。

团体规则：

经过初次晤谈、评估安全性、强调保密、熟悉沙盘游戏等基本前期准

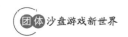

备后，可以开始团体沙盘游戏活动。带领者介绍团体活动的意义。本模式要求：

（1）随机决定选沙具的顺序，也可以自由讨论决定，需保证每次团体活动时预选顺序均不固定。

（2）成员按每次只选一个沙具（不成套选择）的规则选取沙具，选沙具时既可能会根据团体需要而选取，也可能根据自己的意愿选取。每位成员所用时间不予限制，操作总限时 15 分钟。

（3）成员选取沙具后即进行摆放，所选沙具既可能会根据团体需要摆放，也可能会根据自己的意愿摆放。出现前一种状况时，团体会延续原讨论结果继续进行操作；出现后一种状况时，则可能会修正原讨论结果。每位成员用时不予限制。

（4）成员自由塑形沙子，并自由移动自己所摆的沙具，以上操作不纳入次数计算。此后，成员再次自由更换自己的沙具（但每次只可更换一个沙具），也可以去除自己的某个沙具，或放弃操作等，以上更换、去除或弃权每发生一次则计为一次操作，不再添加沙具。如有违规现象，本着"现场不制止，后期多讨论"的原则处理。每位成员用时不予限制。不可移动、调整、更换他人的沙具及沙盘设置。

（5）操作阶段结束信号有两个：一是盘面沙具数量接近饱和时，带领者提前一轮预告结束，总用时不超过 15 分钟；二是 15 分钟时直接结束（无论操作到何种程度）。关于结束指征，需注意：①带领者需预估盘面的丰满程度；②时间是硬性指征。

（6）操作结束后，逐人介绍自己所观察到沙盘游戏作品，然后展开团体讨论，带领者鼓励互动和真诚坦露。

（7）团体活动结束前达成共识性命名。

本模式的变形是在第三步骤中，可以将塑沙型、移动沙具、更换沙具、去除沙具、弃权等均计算为一次操作，等同于添加一个沙具的操作意义。

多人单盘轮流静默式团体沙盘游戏记录表如附录 13 所示。

7）多人单盘接龙式团体沙盘游戏

多人单盘接龙式团体沙盘游戏是选定主题、随机排序后，每人用 1 分钟进行操作，所用沙具不受限制，可多轮次循环。结束后，讨论并将团体感悟导入生活。常以训练团队合作为目的。

每组 3 ~ 8 人，可多组同步开展。沙具数量大于 300 个即可，沙盘数量与小组数量相关。此处按单盘应用介绍，实际应用时可双盘或多盘同时进行。

团体规则：

经过初次晤谈、评估安全性、强调保密、熟悉沙盘游戏等基本前期准备后，可以开始团体沙盘游戏活动。带领者介绍团体活动的意义。本模式要求：

（1）团体讨论提出一个较具体的沙盘作品主题，如"我的心理成长梦想"，只设置主题而不讨论具体使用什么沙具、沙型。

（2）随机排序后依次进行，每人用时 1 分钟（成员不超过 5 人时，每人可增加至 1.5 分钟）。各成员依据预定主题自由操作，沙具、沙型的种类、数量不受限制，具体操作包括：①自由塑形沙子；②调整自己所选、所摆沙具；③更换自己所选、所摆沙具；④去除前面轮次中自己所选的沙具；⑤弃权操作；⑥正常添加沙具。不移动、调整、更换他人的沙具及沙盘设置。

（3）每位成员的操作时间结束时，该成员不可再增减沙具或塑造新沙型，但允许继续在沙盘内完成未尽操作。下一位成员按时间要求开始本人操作即可，无需受到前一位成员是否停止操作的影响。每位成员需尽量处理好团体主题预期与个性化意愿间的差异。

（4）团体活动过程中，成员可自由交流。

（5）操作阶段结束信号有两个：一是盘面沙具数量接近饱和时，带领者提前一轮预告结束，总用时不超过 15 分钟；二是 15 分钟时直接结束（无论操作到何种程度）。关于结束指征，需注意：①带领者需预估盘面的丰满程度；②时间是硬性指征。

（6）操作结束后各成员依次介绍自己认为团体主题是否得以贯彻，以及沙盘游戏过程中的个人感悟。然后，展开团体讨论，带领者鼓励互动和坦露。

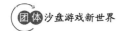

（7）可多轮次循环操作，每次的操作顺序不固定，多次循环有助于增加成员感悟。

（8）带领者鼓励成员进行现场人际觉察和学习，引导成员将心理成长导入工作、生活，并反馈回团体活动中。

本模式变形之一：在第一步骤中改为无预先确定主题的自由发挥式接龙，但需要在团体活动结束前达成共识性命名。

本模式变形之二：人数较少时（如 3 ~ 5 人），每人的沙具数量不受限制，人数较多时（如 6 ~ 8 人），每人的沙具数量可由事先约定。

本模式变形之三：在轮换时间结束后，新成员上场并按规则开始自由操作，前一位成员停止一切操作。例如，前一位成员的 1 分钟操作时间结束后，新成员开始操作，此时，前一位成员停止所有活动，其未完成的操作只可留到下一轮再继续。无论是原模式，还是本变形模式，均无需担心场景混乱，因为适度的混乱既是人格与行为模式的观察镜，团体互动的催化剂，也是成员内省的触动点。

本模式变形之四：不允许成员弃权任何一轮操作。

多人单盘接龙式团体沙盘游戏记录表如附录 14 所示。

第二节
双盘式团体沙盘游戏

1. 双人双盘团体沙盘游戏

双人双盘团体沙盘游戏模式来自于单盘分区型双人沙盘游戏模式的演化，但也有双人双盘模式独有的特点，如沙盘容纳量明显变大，双方干扰性降低，双方空间距离变得可控，等等。这都使得部分双盘模式比单盘应用时更为温和。

1）双人双盘静默与认知式团体沙盘游戏

该模式源自于分区型双人静默与认知式团体沙盘游戏模式，适用于双人团体活动初期。双盘的沙具数量、类型、物理外形等不必统一。操作完毕时双方更换座位，并自行协商决定介绍沙盘作品的顺序。

本模式的记录表是将"分区型双人静默与认知式团体沙盘游戏记录表"中"制作描述"一栏的"分界方式"删除，其余保留即可。

2）双人双盘静默与调整式团体沙盘游戏

该模式源自于分区型双人静默与调整式团体沙盘游戏模式，该模式的记录表与双人双盘静默与认知式团体沙盘游戏的记录表相似，但需将其中的"限定描述"改为"限定调整"。

2. 多人双盘团体沙盘游戏

随着更多人的参与，双盘团体游戏更加灵活，参与人数富有弹性，同时带领难度也有所加大，特别是讨论阶段，要求带领者更善于催化。

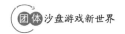

1) 多人双盘交流式团体沙盘游戏

多人双盘交流式团体沙盘游戏模式中，两个团体小组各自使用一个沙盘，完成对方设计主题的作品，同时互派观察员、信使等进行交流，最终在限定时间内完成操作，开展团体讨论并将收获导入生活。

团体规则：

经过初次晤谈、评估安全性、强调保密、熟悉沙盘游戏等基本前期准备后，可以开始团体沙盘游戏活动。带领者介绍团体活动的意义。本模式要求：

（1）大团体组的人数为8～20人，随机均分为两个小组，各小组分别使用一个沙盘。单名带领者的带领上限是两个大团体组。

（2）每个小组拟定一个作品主题，并将作品主题交由对方小组完成，并最终评估对方的完成情况。主题互换后不再更改。

（3）每个小组选出或指派观察员和信使各一名，其余成员为操作者。观察员编入对方小组，负责观察对方小组执行己方作品的情况，并将观察到的信息通过信使传回己方小组。观察员不参与对方小组的具体操作。小组成员根据信使传回的情况，商议出有关对方小组下一步操作的建议，由信使送达，信使无任务时留在己方小组。

（4）双方小组在执行对方主题及后续建议时只可通过观察员、信使完成沟通，不可直接与对方其他成员交流。没有新建议传来时，各小组自行商议执行对方建议的形式和操作。

（5）操作阶段限时15～20分钟，无论是否完成均到时停止。

（6）双方轮流评估对方达成己方预期的程度，最终由带领者综合双方意见评出胜方。

（7）本模式的多轮次活动中，尽量保证每位成员均有机会体验操作者、观察员和信使的角色。

（8）团体讨论，带领者鼓励成员进行现场人际觉察和学习，引导成员将心理成长导入工作、生活，并反馈回团体活动中。

本模式变形之一：第三步中，在原规则的基础上可将操作分为选沙具者、摆放者两部分。选沙具者根据小组内讨论结果选取沙具，但不进行摆放。摆放者综合自己的感受和小组讨论，使用选来的沙具完成摆放，从分工中体验沟通技巧。

本模式变形之二：在第三步骤中继续角色分化，出现总指挥、观察员、信使、选取者、摆放者5种角色。总指挥负责协调小组活动。随着角色的丰富，现场带领难度会加大，因此带领者需量力决定是否采用本变形模式。如果采用此模式，则记录表增加相应内容。

本模式变形之三：将选取者和摆放者之间的交流模式限制为非言语形式（难度很大，慎重选用），但无需限制总指挥、观察员、信使与小组间的言语交流。

多人双盘交流式团体沙盘游戏记录表如附录15所示。

2）多人双盘互换式团体沙盘游戏

多人双盘互换式团体沙盘游戏模式是在两个小组分别制作作品的过程中（或结束后），按团体规则要求互换沙具，从而引发团体互动与讨论。

团体规则：

经过初次晤谈、评估安全性、强调保密、熟悉沙盘游戏等基本前期准备后，可以开始团体沙盘游戏活动。带领者介绍团体活动的意义。本模式要求：

（1）单名带领者时，本形式适用的团体规模是8～40人。推荐每两张沙盘共用一套沙具，该套沙具中重复或类同沙具越少则越有助于激发后期互动。团体人数为8～18人时，选出两名成员作为裁判，余下成员随机（或平均）分为两个小分组，各自使用一个沙盘。人数为19～40人时，先选出4名裁判，余下成员随机（或平均）分为4个小分组。每两个小分组组成一对竞赛组（即一大组），每大组由两名裁判负责后续活动。当总人数超过40人时则安排第二名带领者，并另行分组。

（2）各小分组单独自拟作品主题，此主题需尽量具体，如将笼统的"我们要放松"具体化为"我们到海边聚会和进行游泳比赛"。为保证各小分组主题不泄露，带领者安排每位裁判收集各小分组的主题后先汇总至带领者处，若带领者认为出现相似主题时，则需要双方重拟。必要时也可接受带领者指定的主题。

（3）每小分组使用 30～36 个沙具（此数量为大致要求，不限制沙具种类），由裁判以"个"为单位清点双方沙具，保证配对的两个小分组的沙具数量大致相当。各小分组在 10 分钟内完成符合自己主题的作品，操作过程中可以自由地低声交流。

（4）两名裁判对自己负责的两个小分组做好引导和督促，使双方等量、逐对地交换一定数量的沙具。沙具交换数量约占已完成作品中沙具的 1/3～1/2，如作品分别由 32 个和 35 个沙具组成的两个小分组共交换 14 对沙具。参与交换的沙具由小分组内成员讨论决定，例如带领者或裁判不能阻止某小分组以一棵树交换对方相同（或高度相似）的另一棵树。此类试探性或者单纯为完成交换次数任务而进行的交换行为不得禁止，但需在后期进行讨论、内省。

（5）带领者和裁判维护好交换过程中的团体现场，确保一个沙具只能参与一次交换，同时确保不出现随机指定沙具参与交换的现象，同时，还要及时处理团体互动过程中引发的情绪。交换过程中，一名裁判负责避免出现重复交换现象，另一名裁判负责记录交换次数，二人配合带领者维护团体氛围。限时 15 分钟内完成交换，最后 3 分钟时由带领者进行提醒。如有 4 个小分组，建议在两个大组（每两个小组组合为一个大组）间展开竞赛，以完成交换时间短者为胜。

（6）双方完成交换任务后，维持原作品主题不变的前提下，将交换来的沙具融入作品，再次完成一个作品。

（7）必需坚持的操作原则为：不抛弃或忽视任何一个沙具，不通过故意掩埋等手段拒绝任何一个沙具，全体沙具各得其角色。

（8）各小分组分别介绍新作品，需要涉及全部沙具，不出现无意义的角色，然后团体评估（或由助理带领者等第三方评估）双方团体任务的完成程度。

（9）团体内讨论，组内成员、裁判等不同的角色将有不同的心理收获，带领者鼓励成员结合生活进行感悟，并积极将收获导入生活，再反馈回团体中。

本模式变形之一：在第二步骤中，可将自由选取并完成作品修改为每位成员平均配额（具体配额数量由带领者指定，如以每张沙盘使用约 30 个沙具计算，4 人小分组中每人使用 6～8 个沙具，7 人小分组中每人使用 4～5 个沙具），然后再共同讨论并完成作品。如此变形的目的是使每位成员的沙具机会均等地呈现在作品中，从而有助于引发后期交换沙具时成员的心理触动。

说明：活动初期，在第四步中可适当降低交换沙具所占比例（如下调为占总数的 1/4），避免因过于快速推进而造成负面影响。随着团体成熟度的增加，交换沙具所占比例可适当上调。

多人双盘互换式团体沙盘游戏记录表如附录 16 所示。

3）多人双盘指导式团体沙盘游戏

多人双盘指导式团体沙盘游戏模式（含双人双盘指导式团体沙盘游戏模式）是双方在同一命题下独立完成沙盘作品，进而讨论作品差异以催化成长。该模式需要两套外形、沙具尽量统一的沙盘。该模式可演化为多人（组）多盘指导式团体沙盘游戏模式。

团体规则：

经过初次晤谈、评估安全性、强调保密、熟悉沙盘游戏等基本前期准备后，可以开始团体沙盘游戏活动。带领者介绍团体活动的意义。本模式要求：

（1）双人时每人一个沙盘；4～16 人时，随机分为两个小组，各小组独立使用一个沙盘。

（2）带领者提供同一个主题（注：理论上，主题模糊程度与后期双方作品的差异度成倒"U"形关系，也与心理互动、人际学习和成长感悟成倒"U"形关系）。

（3）在同一主题的前提下，双方自由操作沙盘，沙具、沙型无限制，成员间无需相互参照。限时 10 分钟。

（4）双方依次介绍作品，带领者引导双方尽量具体地介绍对主题的理解、沙具角色设置等，为后期互动做好准备。

（5）双方对比彼此关于主题理解、沙具、沙型、作品情节、认知与情绪等的差异，带领者注意引导团体成员将对差异的觉察升华为心理感悟，

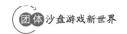

同时向团体成员说明无论如何理解和操作，均不存在对错之分。

（6）带领者征求成员意见，以及依据团体时间是否充足，来决定双方是否在第一轮讨论后修改自己的沙盘组品。如果修改，则自由进行，不限制具体操作，局部调整、大幅更换沙具甚至重新制作作品均可。

（7）如果进行了第六中的作业修改，则团体内再次进行讨论，要求与第五步相同。

（8）团体内讨论，带领者鼓励成员结合生活进行感悟，并积极将收获导入生活，再反馈回团体中。

多人双盘指导式团体沙盘游戏模式记录表如附录 17 所示。

第三节
多盘式团体沙盘游戏

多沙盘模式的团体活动更为灵活，适用于大规模群体的普通团体辅导，如在几十人直至更多人中同步开展；也适用于小团体的深入探索，如每位成员（或成员组）平行地进行社会模仿与学习。此类团体沙盘游戏需要足够大的空间，同时往往要求每套沙盘的设施配备尽量一致，如沙盘尺寸、沙子、沙具的种类及数量等均需要一致，以便各成员（或成员组）的作品具有可对照性。

对于超大团体，则可分解为不同批次分别进行活动。

1. 多盘多人（多团体）自定式团体沙盘游戏

多盘多人（多团体）自定式团体沙盘游戏模式是由团体成员讨论拟定题目后，在统一命题的可对照背景下，为呈现个性化差异而促发的互动、学习等。

团体规则：

经过初次晤谈、评估安全性、强调保密、熟悉沙盘游戏等基本前期准备后，可以开始团体沙盘游戏活动。带领者介绍团体活动的意义。本模式要求：

（1）每位成员（或每组成员，组内以 2~6 人为宜）独立使用一个沙盘。

（2）团体成员通过讨论共同拟定主题，主题内容要尽量具体（如将"我的家庭"尽量具体化为"我的夫妻感情世界"），但不建议彻底细化至

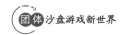

"我和丈夫（或妻子）昨天关于孩子考××中学的争论"，具体化程度适当的主题能够给团体活动留出内容表达和心理差异呈现的空间。

（3）指导各成员（或成员组）独立、平行地完成作品，带领者需要介绍：①各成员（或成员组）所用沙盘设施一致，故所完成作品的差异度具有可比性；②各成员（或成员组）独立完成，不必参照或干扰他人。

（4）操作阶段限时：个人独立操作时限时 10 分钟，小组操作时限时 15 分钟。

（5）各成员（成员组）逐一详细介绍对主题的理解，进而对比关于主题理解、沙具、沙型、作品情节、认知与情绪等的差异。带领者注意引导成员将对差异的觉察升华为心理感悟，同时需向成员说明无论如何理解和操作，均不存在对错之分。

（6）团体内讨论成员间的认知差异等，并最终将收获导入生活。

多人（多团体）自定式团体沙盘游戏模式记录表如附录 18 所示。

2. 多盘多人（多团体）平行指导式团体沙盘游戏

多盘多人（多团体）平行指导式团体沙盘游戏模式类似于上一模式，但要将自定主题改为指定主题，如"我的那么多痛苦""我的爱情面面观""我们单位的发展规划"等，其余内容及记录表均参照上一模式执行。成员通过社会学习促进成长，团体活动中后期可将"我的团体成长在生活中的应用"等主题纳入活动，从而深入促进成长。

尾　声

<hr/>

　　分析心理学家托尼·沃尔夫说过："（心理学中）哪怕人们分析了20年，脖子以下的部位都不会感知任何正在发生的事情！……对你的肌肉做点什么吧！"

　　团体沙盘游戏中，只有团体活动形式或程序，而无活动讨论交流与解析，是一个"报废"的团体活动；有团体活动形式、讨论和升华，却不将收获导入生活中去践行，则是一个"残废"的团体活动；有团体活动形式、讨论和升华，将收获导入生活并反馈回团体活动中，此时方为一个真正完整的团体活动。团体形式服务于团体目的，时间和执行力是影响团体活动效果的基础要素。虽然本书介绍了百余种团体沙盘游戏模式，但当离开完整的执行时，这些内容将失去应有的意义。

　　关于如何讨论，往往是初学者面临的一个难题，建议参考 Thiagi 提出的"六阶段提问"模式。笔者修订后的内容为"你感受如何？→现场发生了什么？→你学习到了什么？→刚才所谈与自我（或他人）经验有什么相关？→如果进行尝试/改变，将会怎么样？→未来你准备如何处理？"，带领者秉持"服务团体成员"的原则，反复实践练习，在逐步熟练后可进行自由催化讨论。

参考文献

［1］张日昇．箱庭疗法［M］．北京：人民教育出版社，2006.

［2］ID Yalom，M Leszcz．团体心理治疗：理论与实践［M］．李敏，李鸣，译．5版北京：中国轻工业出版社，2014.

［3］詹姆斯 P 特罗泽．咨询师与团体：理论、培训与实践［M］．邵瑾，冯愉涵，周子涵，等，译．北京：机械工业出版社，2017.

［4］詹姆斯 L 迪露西亚瓦克，等．团体咨询与团体活动指南［M］．李松蔚，鲁小华，等，译．北京：机械工业出版社，2014.

［5］哈罗德 S·伯纳德，等．团体心理治疗基础［M］．鲁小华，周辉，张英俊，译．北京：机械工业出版社，2016.

［6］樊富珉．团体心理咨询［M］．北京：高等教育出版社，2005.

［7］樊富珉．结构式团体辅导与咨询应用实例［M］．北京：高等教育出版社，2015.

［8］吕国秀．团体心理游戏实用解析［M］．北京：学苑出版社，2010.

［9］刘视湘，朱小茼，贺双燕．团体心理辅导实务［M］．北京：首都师范大学出版社，2015.

［10］袁章奎．中学班级心理团体活动 142［M］．北京：中国轻工业出版社，2016.

［11］杨敏毅，鞠瑞利等．团体心理游戏设计与案例［M］．太原：希望出版社，2010.

［12］许克亮 . 职校生心智成长训练团体游戏汇编［M］. 北京：机械工业出版社，2017.

［13］韦志中 . 家庭心理游戏指导手册［M］. 北京：中国轻工业出版社，2015.

附：团体沙盘游戏应用案例
情商与幸福十人团体成长小组策划及实施方案

第一项：团体活动招募海报

第二项：团体前晤谈、筛选、问卷调查、讨论承诺书

（1）逐人面谈。

（2）面谈筛选问卷：内容涉及保密声明，个人简介，预期的团体活动的式样，参加团体活动的目的，参加团体活动的收获，自己能为团体活动做出的贡献，在备选团体活动时间中勾选适合自己的时间，建议和备注，等等。此外，使用 SCL－90、心理健康测查、生活应对方式问卷等心理测试手段筛查严重人格障碍、严重疾病等不适宜普通团体活动的对象。

（3）签署团体成员承诺书：

如果确认参加本团体活动，请仔细阅读以下内容，并与全体成员讨论完善其他内容，然后在承诺书后签字。

团体成员承诺书

我自愿参加全程团体成长活动，并愿意以真诚之心遵守承诺：

（1）准时参加全程小组活动，不因为我的缺席而影响团体活动；

（2）严守保密原则，尊重个人隐私；

（3）不做任何有损团体利益的事情；

（4）问题交予本人及团体面对，不进行亚团体活动，不私自在社交网络上讨论团体情况；

（5）努力敞开心扉，与成员坦诚互动，向团体及成员真诚反馈内心信息，真实表达自己的感受；

（6）积极完成团体活动作业；

（7）致力于团体活动，每次在团体活动现场不携带手机等通讯工具，不进食，不外出会客；

（8）尊重他人的意见及想法，绝不进行言语及人身攻击；

（9）接受团体活动时可能发生的意外事件；

（10）关于团体活动的个人建议和意见，及时与全体成员沟通；

（11）对团体活动形式、带领者特点、团体互动等及时反馈、评估；

（12）个人不适时按以下顺序进行处理，保证不将团体困惑过多地带入团体外：团体面对—个人处理—接受督导；

（13）＿＿＿＿＿＿＿＿＿＿＿＿＿＿＿＿＿＿＿＿＿＿＿＿＿＿；

（14）＿＿＿＿＿＿＿＿＿＿＿＿＿＿＿＿＿＿＿＿＿＿＿＿＿＿。

对以上承诺我愿意遵守，并愿意接受团体中任何人的监督。

承诺人：　　　　　　日期：

（4）签署团体组织者承诺书：

团体组织者承诺书

我自愿参加全程团体成长活动，作为带领者，愿意以真诚之心遵守以下承诺：

（1）认真准备每次团体活动的硬件及软件设施；

（2）准时开始和结束每一次团体活动；

（3）除罢与必要的同事、督导讨论团体活动，以及伦理学允许的教学活动之外，对团体活动内容严格保密；

（4）评估每一次团体活动是否符合参与者的需求与目标，及时与参与者沟通、讨论并修订团体活动；

（5）提供相关资源以帮助参与者达成心理学目标；

（6）＿＿＿＿＿＿＿＿＿＿＿＿＿＿＿＿＿＿＿＿＿＿＿＿＿；

（7）＿＿＿＿＿＿＿＿＿＿＿＿＿＿＿＿＿＿＿＿＿＿＿＿。

对以上承诺我愿意遵守，并愿意接受团体中任何人的监督。

承诺人：　　　　　　日期：

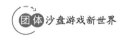

第三项：团体破冰活动

第四项：团体活动开展情况及成员反馈记录

第一次活动：分组进行"说、选、摆、修"团体沙盘游戏。

第二次活动：分组进行"我为你担责"团体沙盘游戏。

第三次活动：分组进行"达成主题"团体沙盘游戏。

第四次活动：分组进行"趋利避害"团体沙盘游戏。

第五次活动：分组进行"超越自己"团体沙盘游戏。

第六次活动：分组进行"命运洗牌"团体沙盘游戏。

第七次活动：分组进行"黄金法则"团体沙盘游戏，预告结束。

第八次活动：分组进行"成长对照"团体沙盘游戏。

第五项：团体结束及处理

附　录

- -

附录1

埃里克森阶段理论____期平行式团体沙盘游戏模式记录表

团体名称：_____　　　　日期时间：____年__月__日

带领者：_____　　　　团体目的：_____

项目	参与者 1	参与者 2	参与者 3	参与者 4
独立呈现				
个人情结				
差异观察与讨论				
个体感悟				
团体感悟				
备注				

附录2

"我存在我负责"团体沙盘游戏记录表（本表内容较多，可分次完成体验和记录）

团体名称：_____　　　　日期时间：____年__月__日

带领者：_____　　　　团体目的：_____

参与者			
事务和呈现			
策略和尝试			
觉察和思考			
修整和接纳			
再评估			
转化和超越			

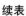

续表

个性化差异等讨论和互动				
再次循环和尝试				
再评估和再讨论				
观察学习和适度强化				
个体感悟				
团体感悟				
备注				

附录3

"互换共赢"团体沙盘游戏记录表

团体名称：_____　　　　日期时间：＿＿年＿月＿日

带领者：_____　　　　团体目的：_____

参与者				
任务主题				
己方主题相关沙具				
他方主题相关沙具				
无关沙具				
交换沙具				
交换现场				
新作品角色变化				
忽略或闲置等沙具				
团体评比				
个人感悟				
团体感悟				
备注				

附录 4

"黄金法则"团体沙盘游戏记录表

团体名称：_____　　日期时间：____年__月__日
带领者：_____　　团体目的：_____

参与者				
己方事项				
沙具选择				
完成他人事项名称及记录				
整体作品描述及记录				
个人感悟				
团体感悟				
备注				

附录 5

"时间管理"团体沙盘游戏模式记录表

团体名称：_____　　日期时间：____年__月__日
带领者：_____　　团体目的：_____

项目	参与者 1	参与者 2	参与者 3	参与者 4	参与者 5
象限					
象限					
象限					
象限					
差异观察与感悟					
四类沙具介入					
个人感悟					
团体感悟					
备注					

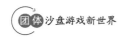

附录6

"目标管理 SMART" 团体沙盘游戏记录表

团体名称：_____　日期时间：___年__月__日
带领者：_____　团体目的：_____

项目	成员1	成员2	成员3	成员4
总主题				
S区				
M区				
A区				
R区				
T区				
团体讨论				
个体感悟				
团体感悟				
备注				

附录7

双人单盘轮流静默式团体沙盘游戏记录表

姓　名：_____/_____　日期时间：___年__月__日
带领者：_____　问题概要：_____

项目	参与者甲	参与者乙	备注
选择沙具			
调换、弃权等特殊情形			
作品描述			
团体讨论			
个人感悟			

附录8

双人单盘预选静默式团体沙盘游戏记录表

姓　名：＿＿＿/＿＿＿　　　日期时间：＿＿＿年＿月＿日

带领者：＿＿＿＿＿＿＿　　问题概要：＿＿＿＿＿＿＿＿＿＿＿＿＿＿

项目	参与者甲	参与者乙	备注
选择沙具			
调换、弃权等特殊情形			
作品描述			
团体讨论			
个人感悟			

附录9

分区型双人静默与认知式团体沙盘游戏记录表

姓　名：＿＿＿/＿＿＿　　　日期时间：＿＿＿年＿月＿日

带领者：＿＿＿＿＿＿＿　　问题概要：＿＿＿＿＿＿＿＿＿＿＿＿＿＿

制作描述	分界方式： 双方制作：		
限定描述	甲：		乙方反应：
	乙：		甲方反应：
个体反馈	甲：		乙方反应：
	乙：		甲方反应：
自由讨论			
备注			

附录10

分区型双人指导式团体沙盘游戏记录表

姓　名：＿＿＿/＿＿＿　　　日期时间：＿＿＿年＿月＿日

带领者：＿＿＿＿＿＿＿　　问题概要：＿＿＿＿＿＿＿＿＿＿＿＿＿＿

项目	参与者甲	参与者乙	备注
分区方式			
指导主题			
独立操作与描述			
团体讨论			
个人感悟			

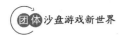

附录 11

多人单盘预选静默式团体沙盘游戏记录表

团体名称：_____ 　　日期时间：___年__月__日
带领者：_____ 　　团体目的：_____

项目	甲	乙	丙	丁	戊	备注
选择沙具						
调换、弃权、情形						
作品描述						
团体讨论						
个人感悟						

附录 12

多人单盘双面向团体沙盘游戏记录表

团体名称：_____ 　　日期时间：___年__月__日
带领者：_____ 　　团体目的：_____

参加人	喜欢型沙具	讨厌型沙具	首次共识性沙盘及命名	沙具去除/保留	再次共识性沙盘及命名	讨论记录	
						个人感悟	团体感悟

附录 13

多人单盘轮流静默式团体沙盘游戏记录表

团体名称：_____ 　　日期时间：___年__月__日
带领者：_____ 　　团体目的：_____

项目	参与者甲	参与者乙	参与者丙	参与者丁	参与者戊	备注
选择沙具						
调换、弃权、情形						
作品描述						
团体讨论						
个人感悟						

附录 14

多人单盘接龙式团体沙盘游戏记录表

团体名称：_____　　　日期时间：___年__月__日
带领者：_____　　　团体目的：_____

项目	参与者甲	参与者乙	参与者丙	参与者丁	参与者戊	备注
选择沙具						
调换等情形						
作品描述						
团体讨论						
个人感悟						

附录 15

多人双盘交流式团体沙盘游戏记录表

团体名称：_____　　　日期时间：___年__月__日
带领者：_____　　　团体目的：_____

项目	小组 1	小组 2	备注
预期主题			
双方结果评估			
观察员感悟			
信使感悟			
操作者感悟			
团体感悟			

附录 16

多人双盘互换式团体沙盘游戏记录表

团体名称：_____　　　日期时间：___年__月__日
带领者：_____　　　团体目的：_____

项目	小组 1	小组 2	备注
作品主题			
交换沙具（以"一对一"形式进行记录）			
交换现场			

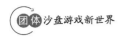

续表

新作品中沙具介绍（侧重角色发生变化的沙具）			
评比			
个体感悟			
团体感悟			

附录17

多人双盘指导式团体沙盘游戏记录表

团体名称：_____　　日期时间：____年__月__日
带领者：_____　　团体目的：_____

参与者		
主题		
作品介绍		
差异对照		
作品修订		
再次对照		
个体感悟		
团体感悟		
备注		

附录18

多人（多团体）自定式团体沙盘游戏模式记录表

团体名称：_____　　日期时间：____年__月__日
带领者：_____　　团体目的：_____

参加者				
主题				
作品简介				
差异呈现				
成员（组）感悟				
团体感悟				
备注				

索 引